令和6年7月20日発行
第32巻第8号（通巻373号）
毎月1回20日発行
平成7年1月12日
第三種郵便物認可

みんなで創る栄養の未来、読者参加型実践マガジン

ヘルスケア・レストラン

2024
8
AUG.

『ヘルスケア・レストラン』創刊30周年

30 Years ANNIVERSARY CELEBRATION

JN021438

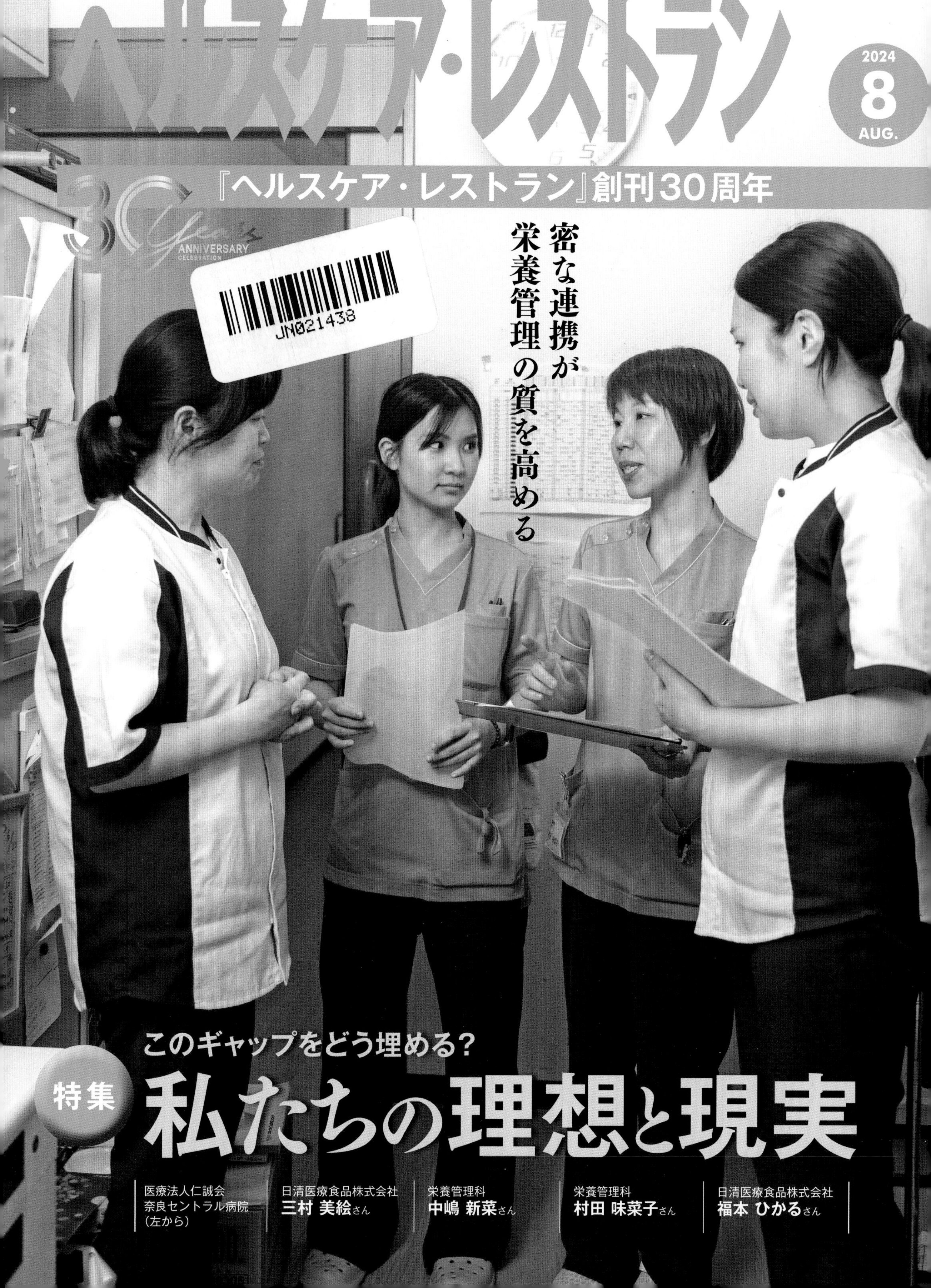

密な連携が栄養管理の質を高める

このギャップをどう埋める？

特集 私たちの理想と現実

医療法人仁誠会
奈良セントラル病院
（左から）

日清医療食品株式会社
三村 美絵さん

栄養管理科
中嶋 新菜さん

栄養管理科
村田 味菜子さん

日清医療食品株式会社
福本 ひかるさん

天柳のMCT配合シリーズ！

素材と味にこだわり、少量高栄養な食品を冷凍でお届け

ソリューション・ミラクル

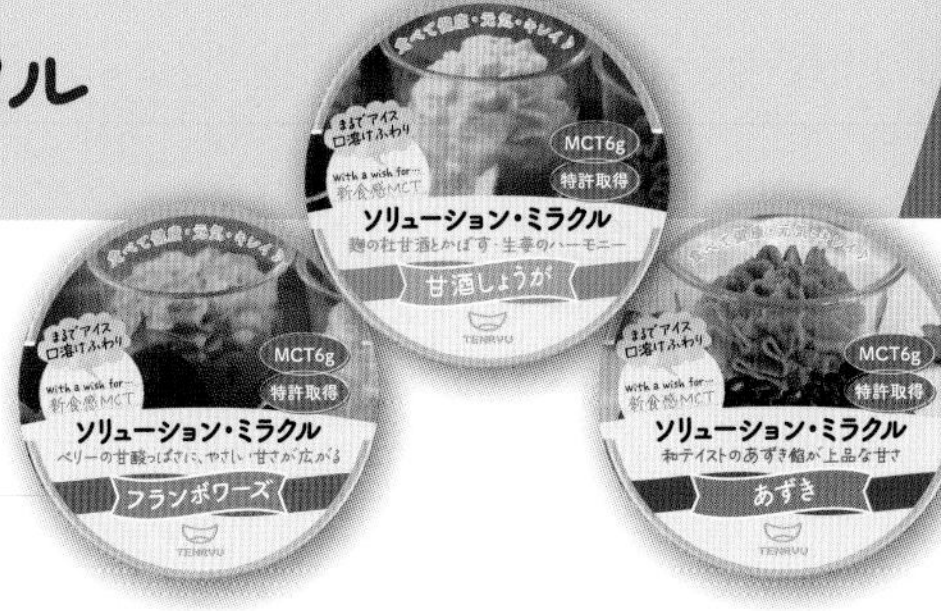

MCT 6.0g

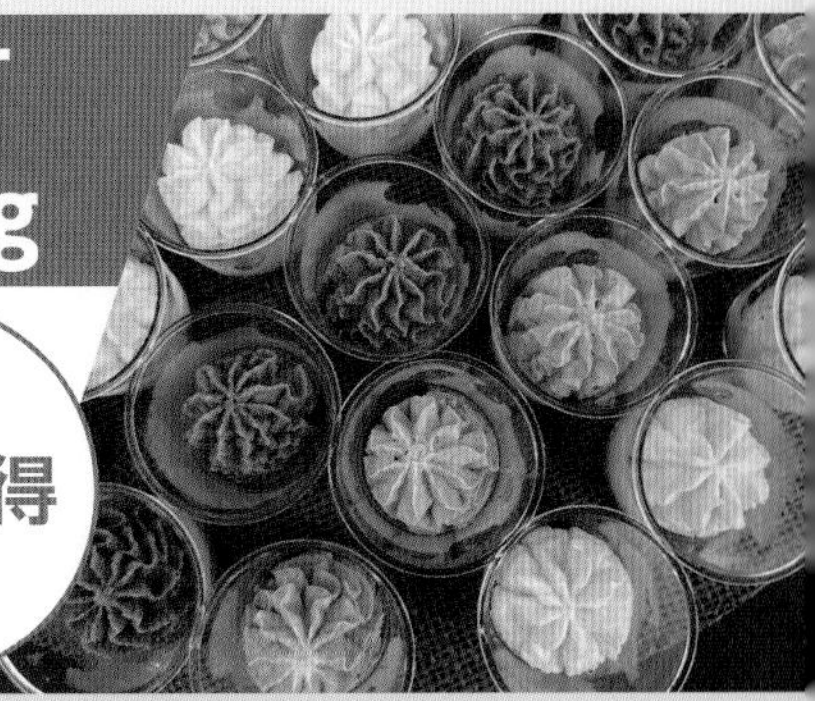

特許取得

口どけのよい新食感MCT。
手軽に、おいしく、
スイーツ感覚でエネチャージ。

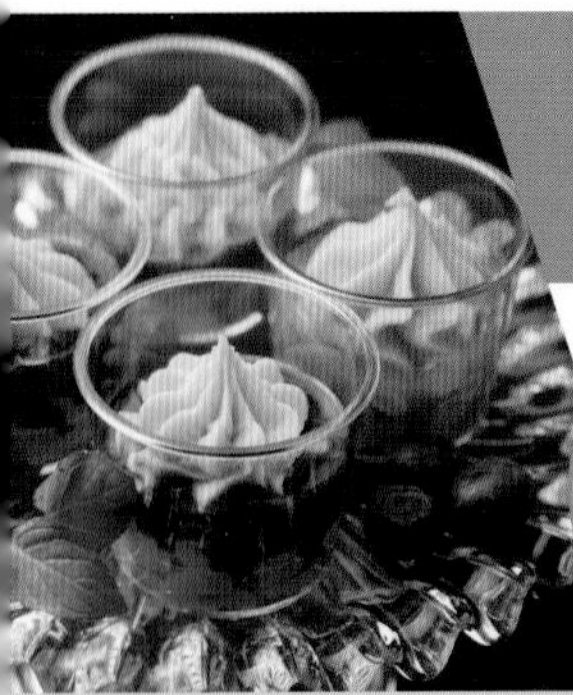

MCT 7.0g

特許取得

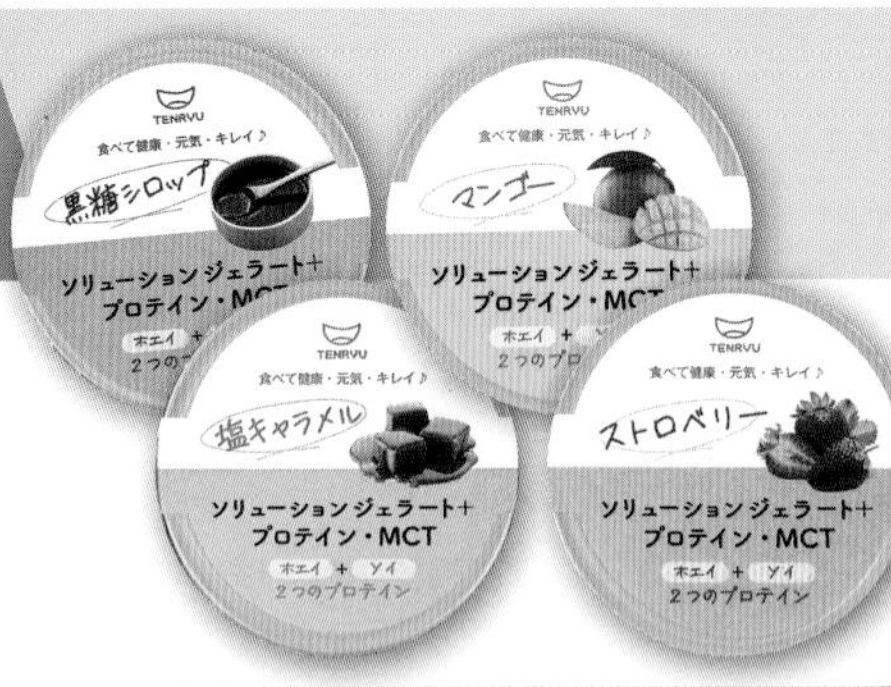

ソリューションジェラート ＋プロテインMCT

ホエイとソイのWプロテイン。
筋力アップをイメージした新商品。
プロテイン7.5mg含有。

ナチュレリカバリーミール® ごはんのお友ソース

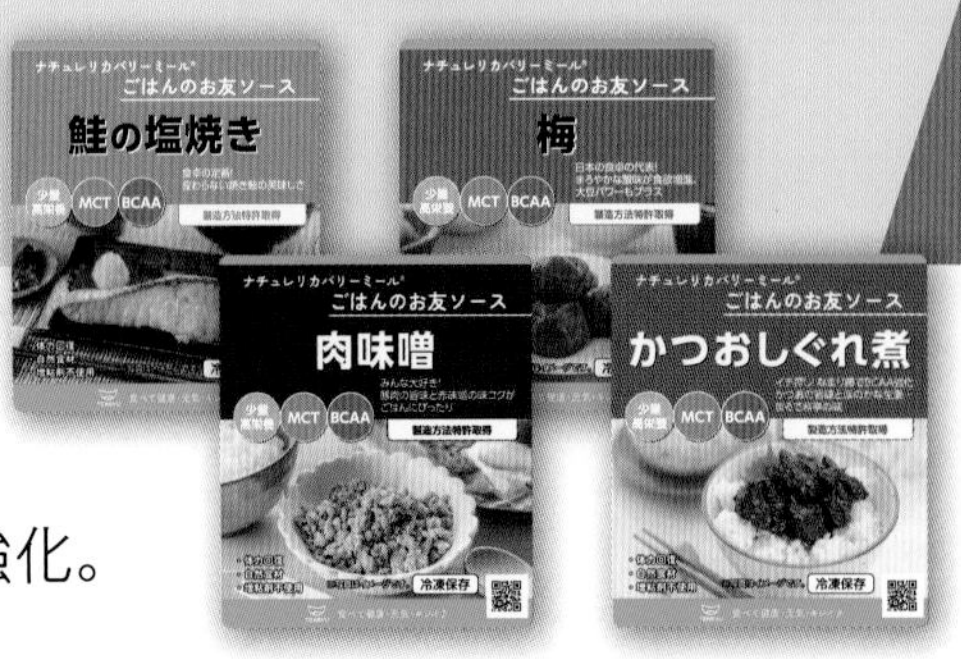

MCT ～3.8g

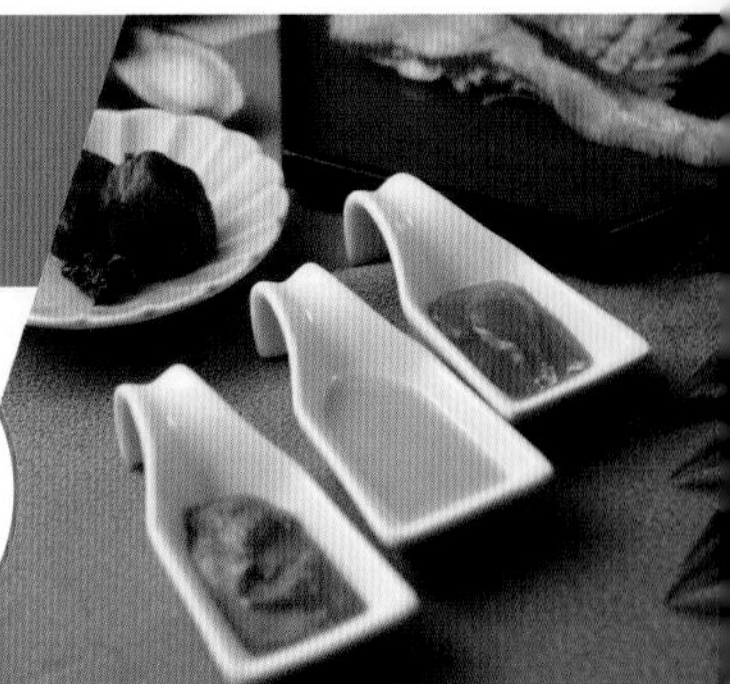

特許取得

BCAA豊富。
味のバリエーションで
おかゆをおいしく、エネルギー強化。

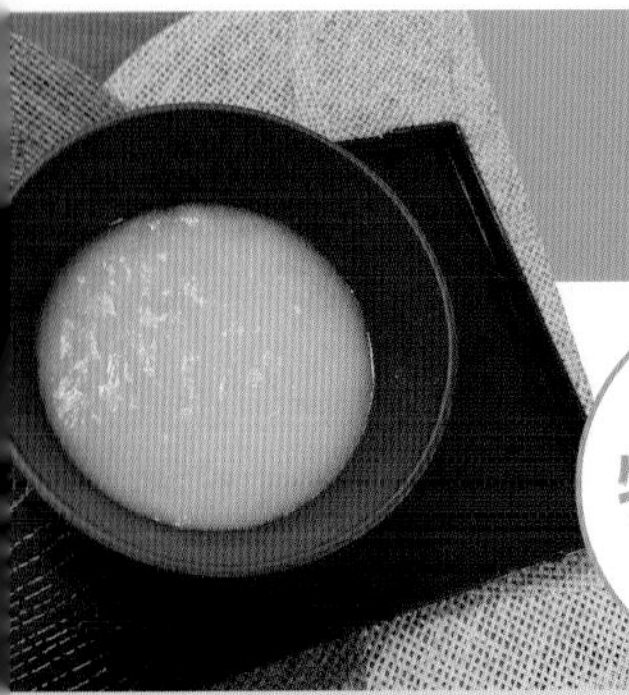

MCT 5.0g

特許取得

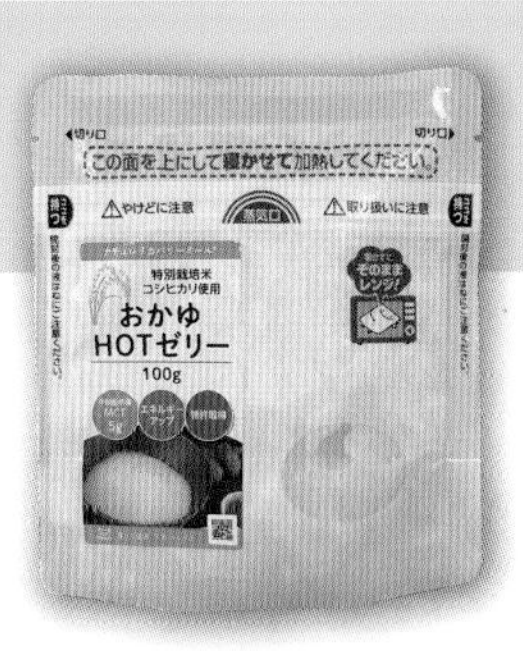

ナチュレリカバリーミール® おかゆHOTゼリー

飛騨のまんま農場産特別栽培米で
作ったおかゆゼリー。
増粘剤不使用の自然なとろみ。

パンがゆムース ソリューションバターソース付き

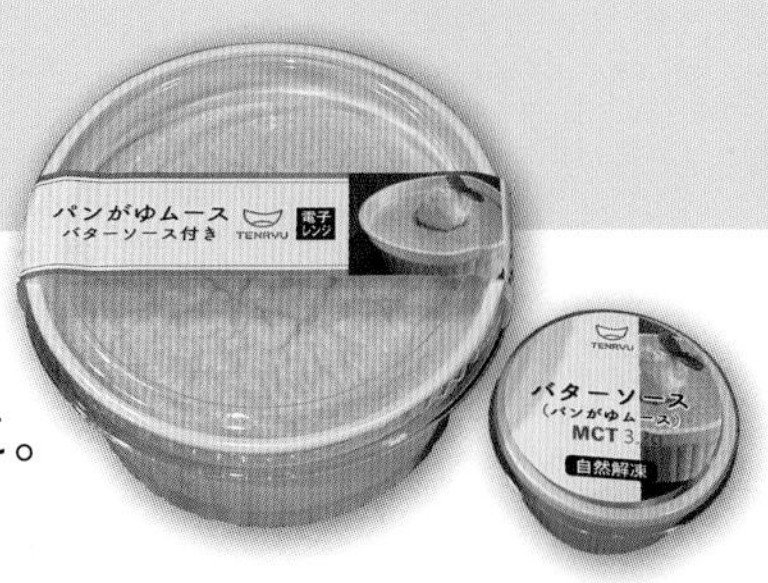

MCT 3.2g

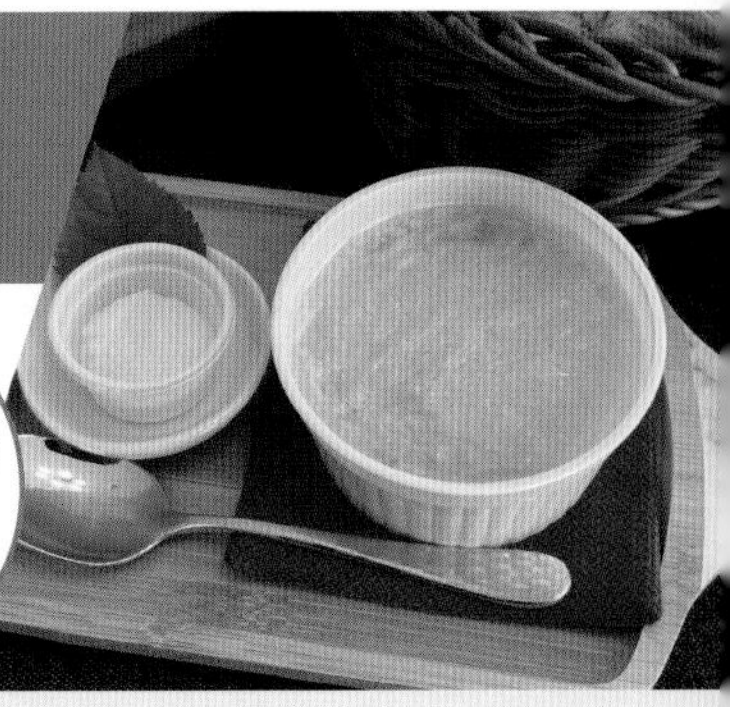

MCT入り
バターソースが
滑らか食感を
アップ

トーストした食パンを
飲み込みに配慮したムース仕立てに。
懐かしいミルクパンの味わい。

食べて健康・元気・キレイ♪

TENRYU

株式会社 天柳《TEN RYU》

給食への採用・相談は下記へ

TEL：046-298-7766
受付時間：10:00～17:00（平日）
E-mail：info@tenryu-group.co.jp

通販サイト開設
天柳HP

特別用途食品

個別評価型 病者用食品

消費者庁許可
病者用食品

表示許可を
取得しました!

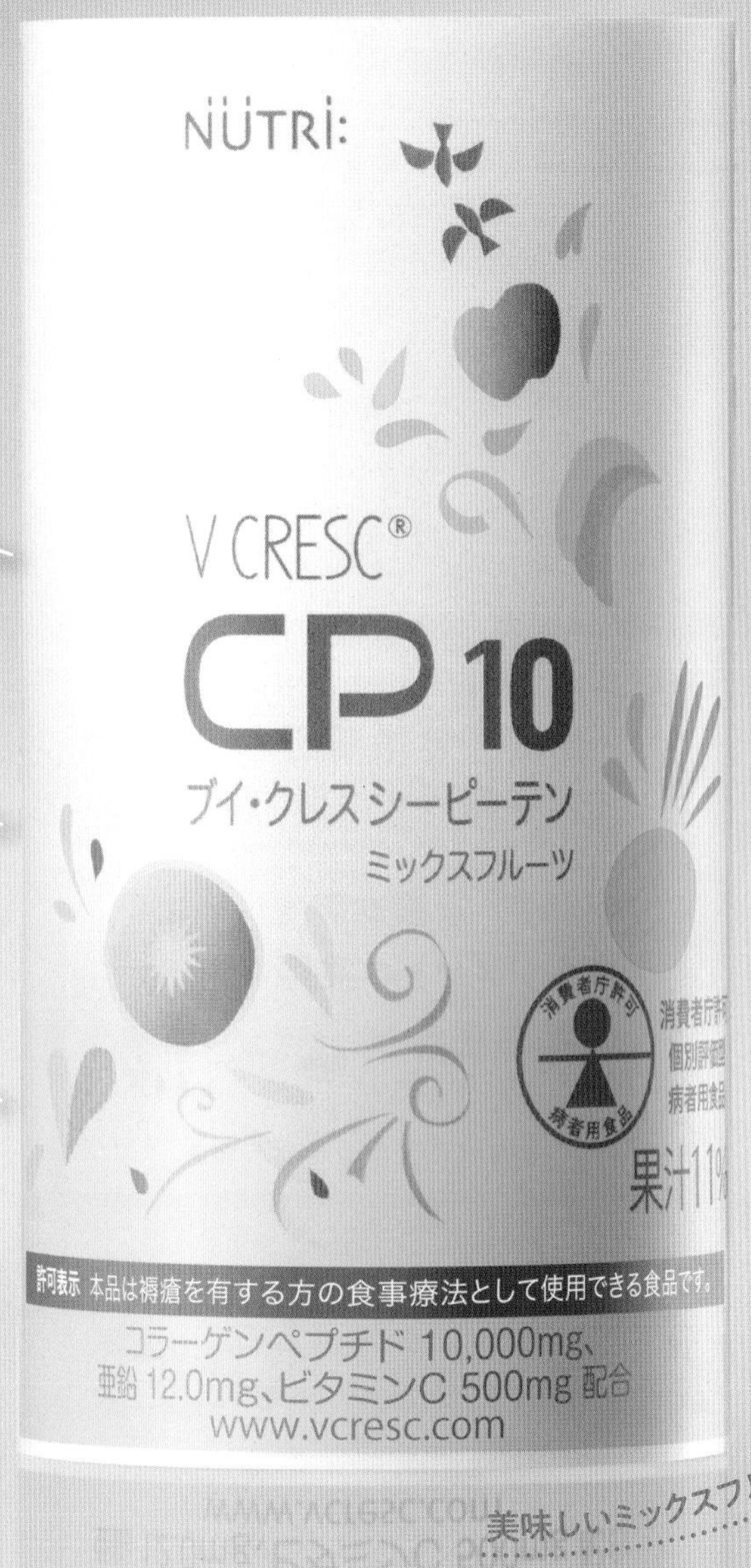

コラーゲン
ペプチド
10,000mg

亜鉛
12.0mg

ビタミンC
500mg

V CRESC®
CP 10
ブイ・クレスシーピーテン

日本初!

ブイ・クレスCP 10は
褥瘡を有する方の
食事療法として使用できる食品です。

美味しいミックスフルーツ味

遂に!
ルビーオレンジも取得!

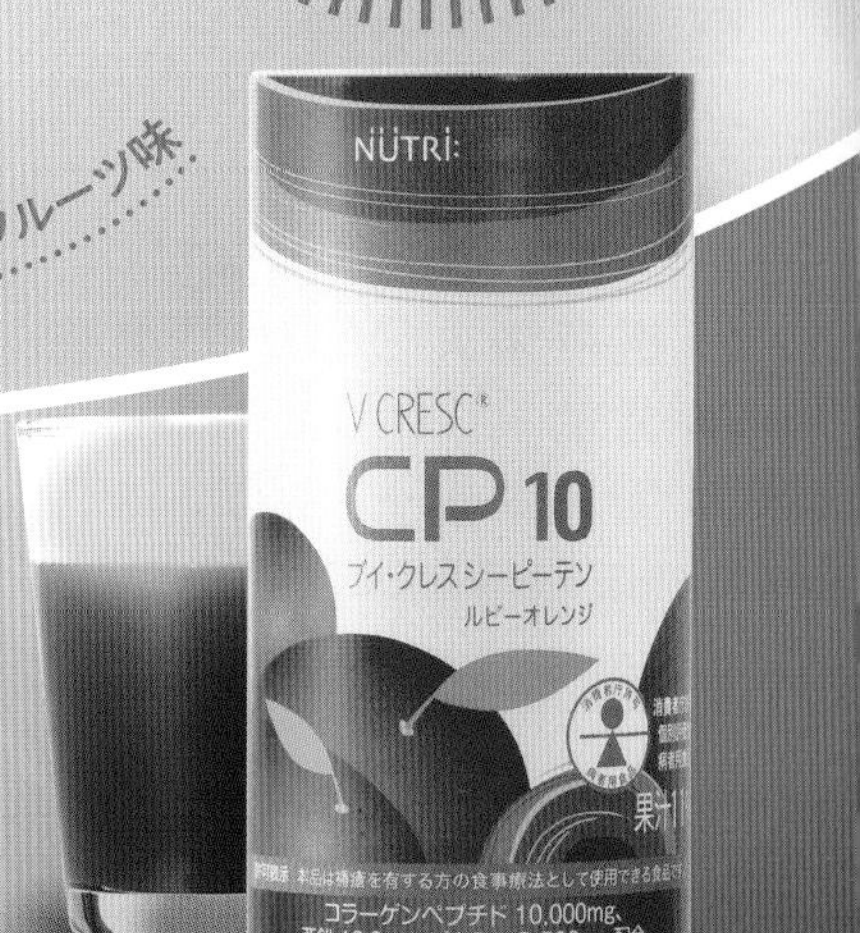

さわやかなオレンジ風味

NUTRI: ニュートリー株式会社

https://www.nutri.co.jp

本社/〒510-0013 三重県四日市市富士町1-122

お問い合わせ先 TEL.0120-219-038

2024年5月作成 63_0015

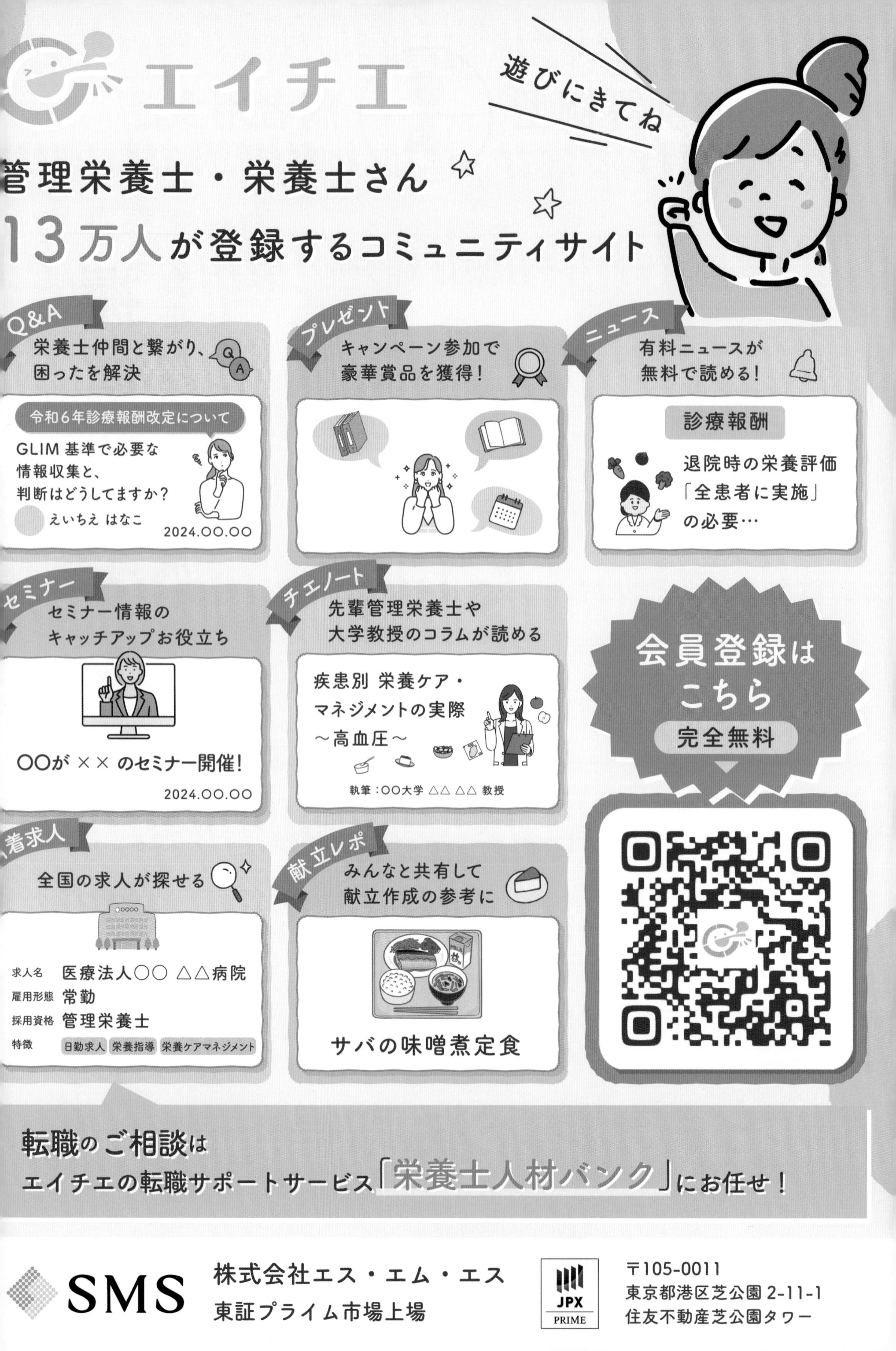
エイチエ
遊びにきてね
管理栄養士・栄養士さん
13万人が登録するコミュニティサイト
Q&A
栄養士仲間と繋がり、
困ったを解決
令和6年診療報酬改定について
GLIM 基準で必要な
情報収集と、
判断はどうしてますか?
えいちえ はなこ
2024.00.00
プレゼント
キャンペーン参加で
豪華賞品を獲得!
ニュース
有料ニュースが
無料で読める!
診療報酬
退院時の栄養評価
「全患者に実施」
の必要…
セミナー
セミナー情報の
キャッチアップお役立ち
○○が ×× のセミナー開催!
2024.00.00
チエノート
先輩管理栄養士や
大学教授のコラムが読める
疾患別 栄養ケア・
マネジメントの実際
〜高血圧〜
執筆:○○大学 △△ △△ 教授
会員登録は
こちら
完全無料
新着求人
全国の求人が探せる
求人名 医療法人○○ △△病院
雇用形態 常勤
採用資格 管理栄養士
特徴 日勤求人 栄養指導 栄養ケアマネジメント
献立レポ
みんなと共有して
献立作成の参考に
サバの味噌煮定食
転職のご相談は
エイチエの転職サポートサービス「栄養士人材バンク」にお任せ!
SMS
株式会社エス・エム・エス
東証プライム市場上場
JPX
PRIME
〒105-0011
東京都港区芝公園2-11-1
住友不動産芝公園タワー

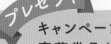

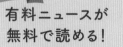

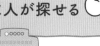

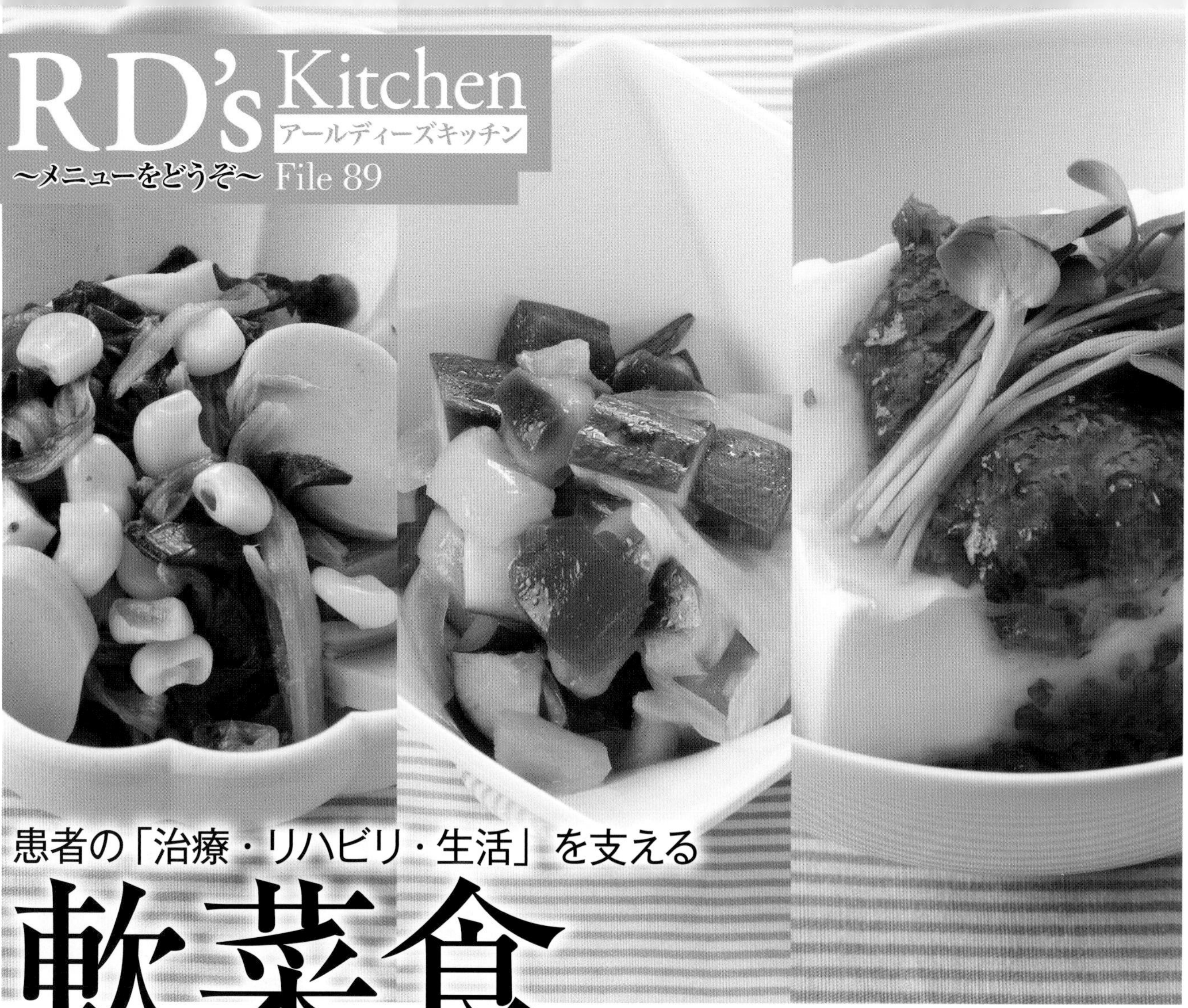

RD's Kitchen アールディーズキッチン

~メニューをどうぞ~ File 89

患者の「治療・リハビリ・生活」を支える

軟菜食

撮影＝木村哲也
食器提供＝三信化工株式会社

ケアミックス病院として回復期を中心とした医療を展開する奈良セントラル病院。
併設の介護老人保健施設や有料老人ホームと連携し、
医療・介護のシームレス・ケアを実践する同院では、
患者の残存機能の維持・向上を目的としたリハビリテーションに尽力している。
今回は、高齢患者の口腔機能に配慮し、
「口から食べる」を支援する「軟菜食」を紹介する。

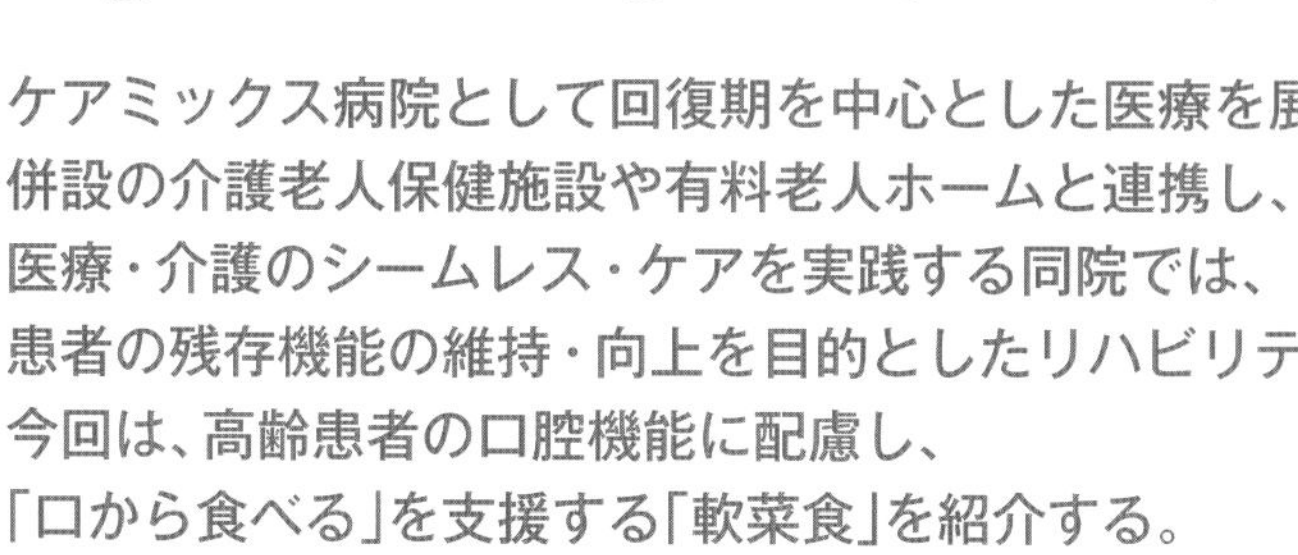

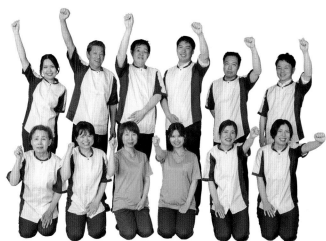

円滑なリハビリの実現に栄養管理で貢献する栄養管理科の皆さんと、柔軟な対応で法人全体のフードサービスを支える日清医療食品株式会社のスタッフたち

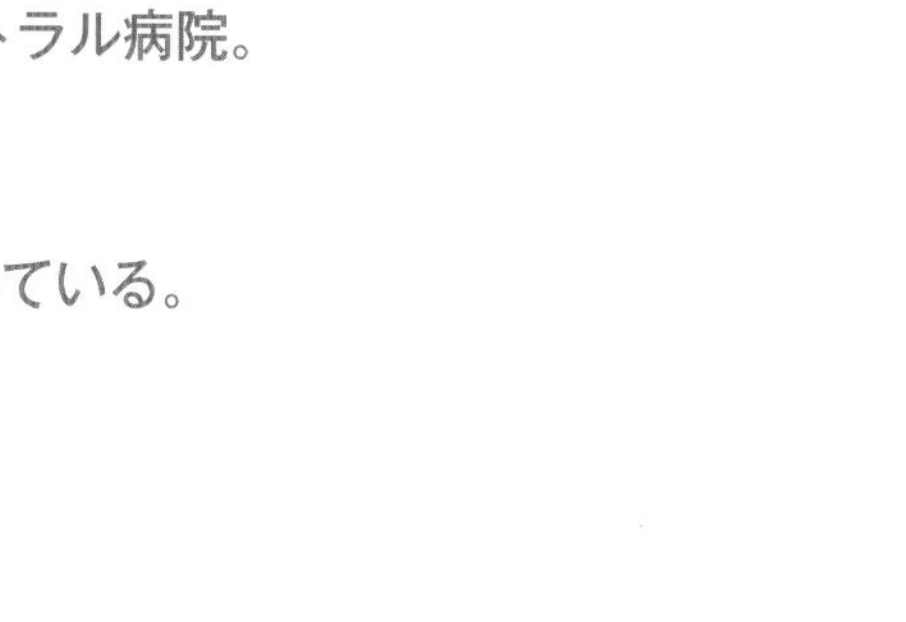

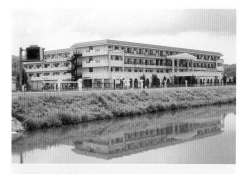

医療法人仁誠会

奈良セントラル病院

奈良県奈良市石木町800

病床数：111床（うち一般34床、回復期45床、医療療養32床）

栄養管理科：管理栄養士2人

調理担当：日清医療食品株式会社

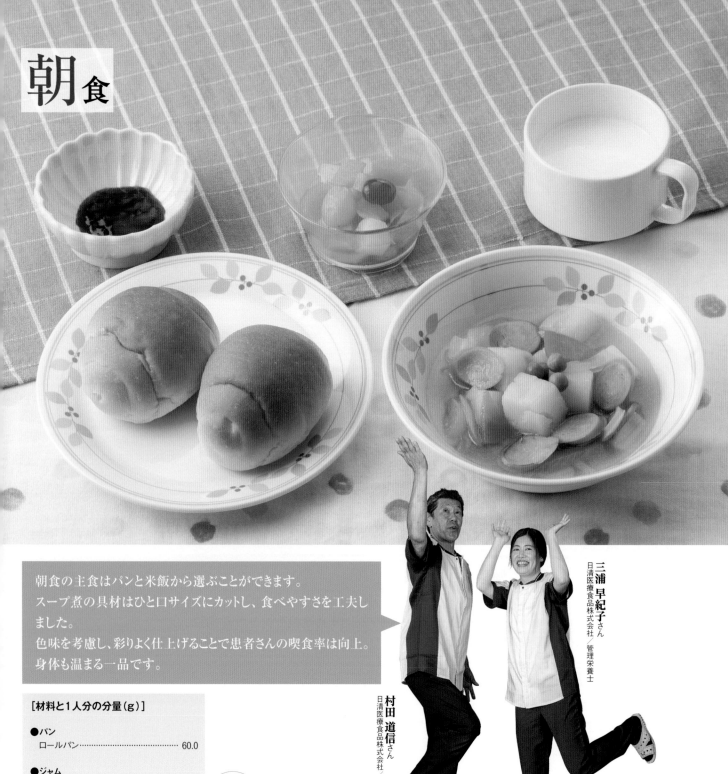

朝食

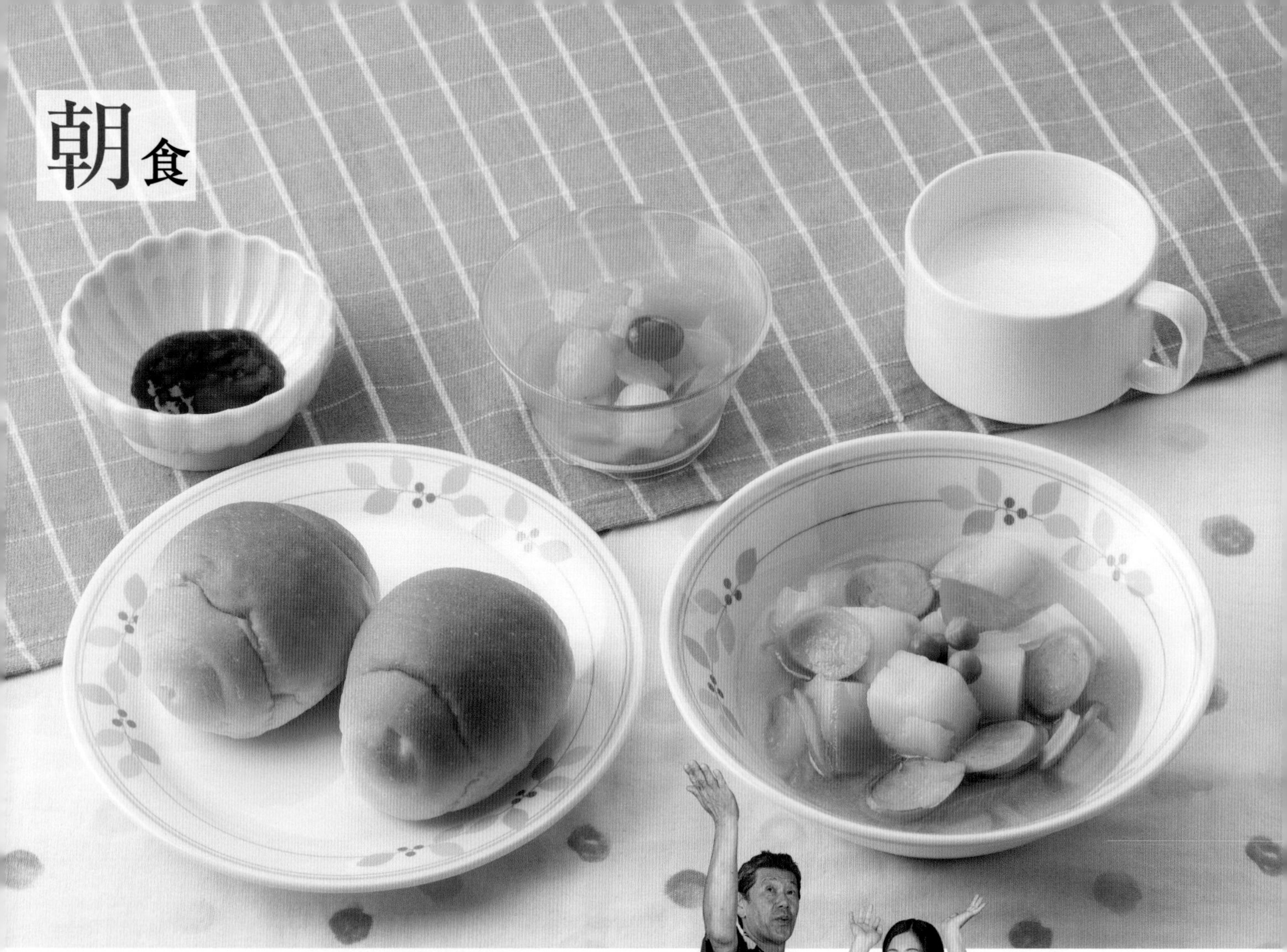

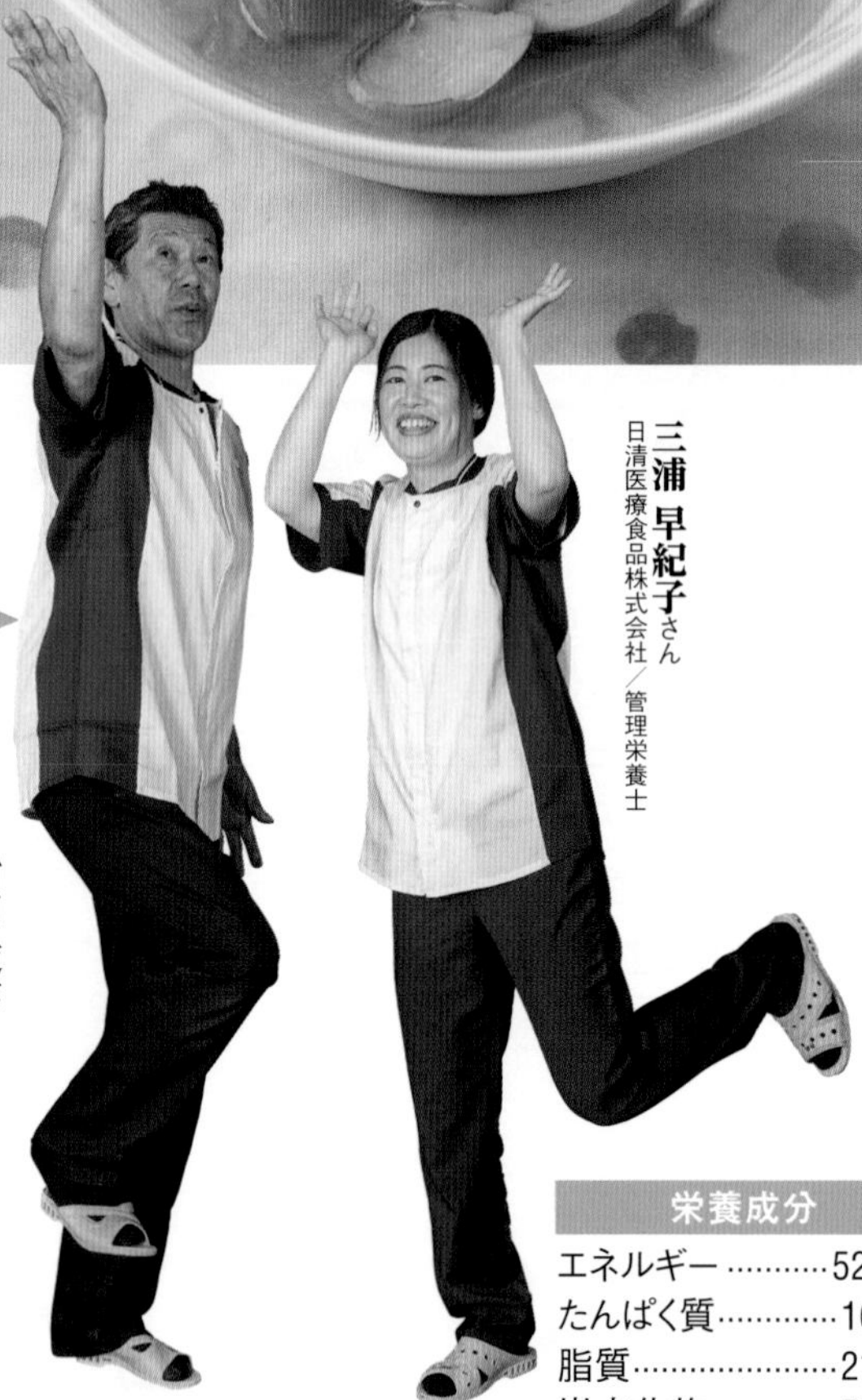

朝食の主食はパンと米飯から選ぶことができます。
スープ煮の具材はひと口サイズにカットし、食べやすさを工夫しました。
色味を考慮し、彩りよく仕上げることで患者さんの喫食率は向上。
身体も温まる一品です。

三浦 早紀子さん
日清医療食品株式会社／管理栄養士

村田 道信さん
日清医療食品株式会社／調理師

［材料と1人分の分量（g）］

●パン

ロールパン	60.0

●ジャム

いちごジャム	15.0

●スープ煮（※レシピ参照）

ウインナー	25.0
ダイスポテト	60.0
にんじん	10.0
玉ねぎ	5.0
グリンピース	3.0
水	80.0
顆粒チキンコンソメ	1.2
塩	0.1
こしょう	0.01

●フルーツ

カクテルフルーツ（缶）	50.0

●牛乳

牛乳	200.0

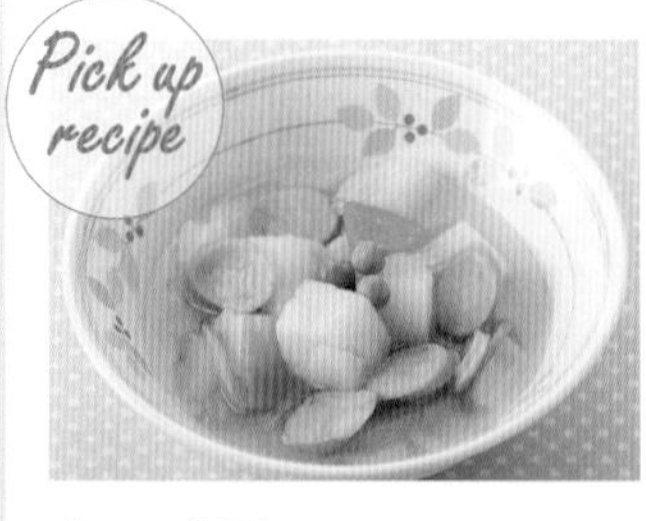

栄養成分

エネルギー	522 kcal
たんぱく質	16.1 g
脂質	21.1 g
炭水化物	73.4 g
食塩相当量	1.7 g

《スープ煮》

①ウインナーをななめに薄切りにする。180℃・コンビモードに設定したスチームコンベクションオーブン（スチコン）で10分加熱し、焼き目をつける
②にんじんをいちょう切り、玉ねぎをくし切りにする
③❷とダイスポテトをスチームモードに設定したスチコンで10～12分加熱する
④鍋に湯（分量外）を沸かし、グリンピースをさっとゆで水切りする
⑤鍋に水を入れて火にかける。❶と❸、顆粒チキンコンソメを入れ、軟らかくなるまで煮込む。塩とこしょうで味を調える
⑥器に❺を盛り付け、❹を飾る

《鶏肉のデミソースかけ》

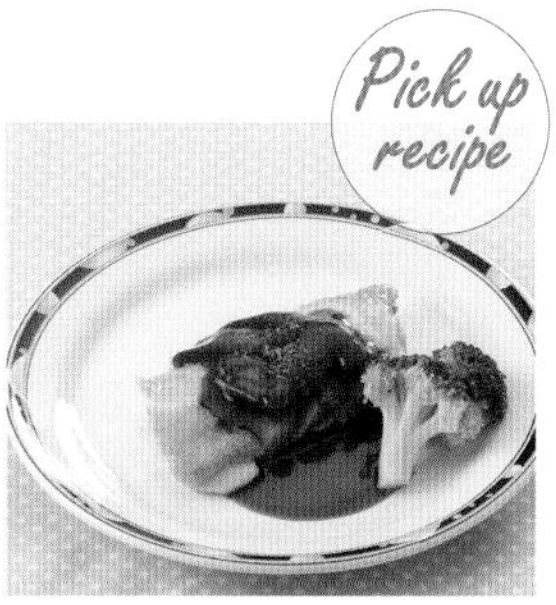

①鶏肉に塩（a）とこしょうで下味をつける。サラダ油を塗り薄力粉を振ったら、180℃・コンビモードに設定したスチコンで12分加熱後、5分余熱調理する
②マッシュルームを薄切りにし、スチームモードに設定したスチコンで10分蒸す
③鍋に水とデミグラスソースの素を入れて火にかける。トマトケチャップとウスターソースを加えてコクを出し、❷を加えて混ぜ合わせる
④ブロッコリーをスチームモードに設定したスチコンで10分蒸し、塩（b）を振って味付けする
⑤皿に❶と❹を盛り付け、❸とドライパセリをかける

［材料と1人分の分量（g）］

●ご飯

白米	75.0
日清MCTパウダー㊐	1.5
水	120.0

●クリームポタージュ

クリームポタージュ	13.0
牛乳	25.0
水	100.0
ドライパセリ	0.01

●鶏肉のデミソースかけ（※レシピ参照）

若鶏もも肉	70.0
塩（a）	0.1
こしょう	0.01
サラダ油	1.0
薄力粉	5.0
水	20.0
デミグラスソースの素	5.0
トマトケチャップ	1.0
ウスターソース	1.0
マッシュルーム	5.0
ミニブロッコリー	14.28
塩（b）	0.1
ドライパセリ	0.01

●ほうれん草のバターソテー

ほうれん草	50.0
フィッシュソーセージ	15.0
スーパースイートコーン	5.0
サラダ油	0.5
塩	0.1
こしょう	0.01
薄口醤油	3.0
バターソース	2.0

●さっぱりサラダ

野菜ミックス（イタリアン）	20.0
きゅうり	20.0
玉ねぎ	20.0
イタリアンドレッシング	8.0

㊐：日清オイリオグループ

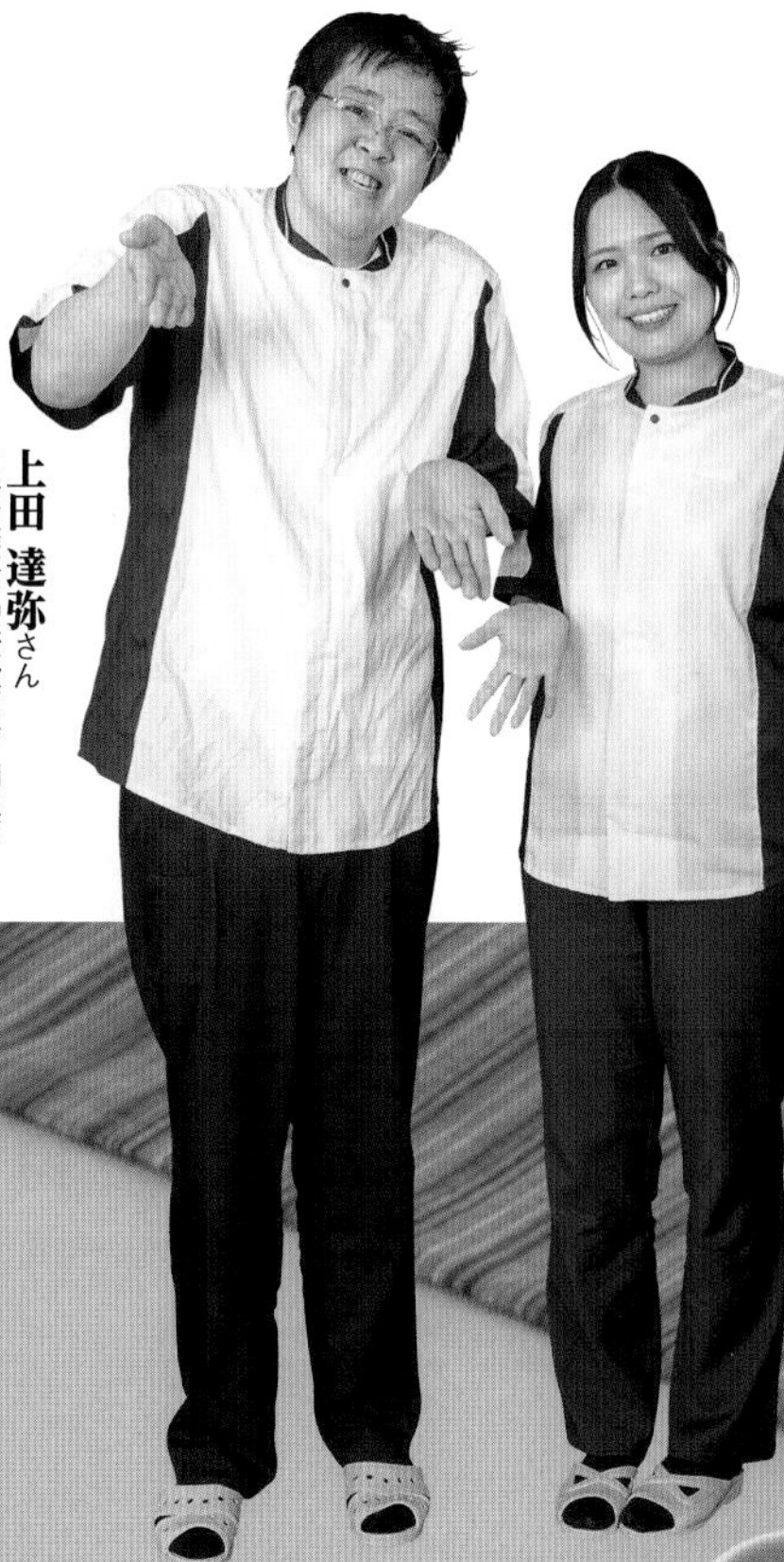

福本 ひかるさん
日清医療食品株式会社 チーフ／栄養士

上田 達弥さん
日清医療食品株式会社／調理師

鶏肉はスチコンで加熱したあと、余熱を加えて軟らかく調理しました。

そぎ切りにして盛り付けると、食べやすくなるうえワンランク上の見栄えになります。

副菜には、味がしっかりしている主菜とのバランスを考え、さっぱりとしたサラダを添えました。

昼食

栄養成分	
エネルギー	621kcal
たんぱく質	24.0g
脂質	21.3g
炭水化物	86.6g
食塩相当量	3.4g

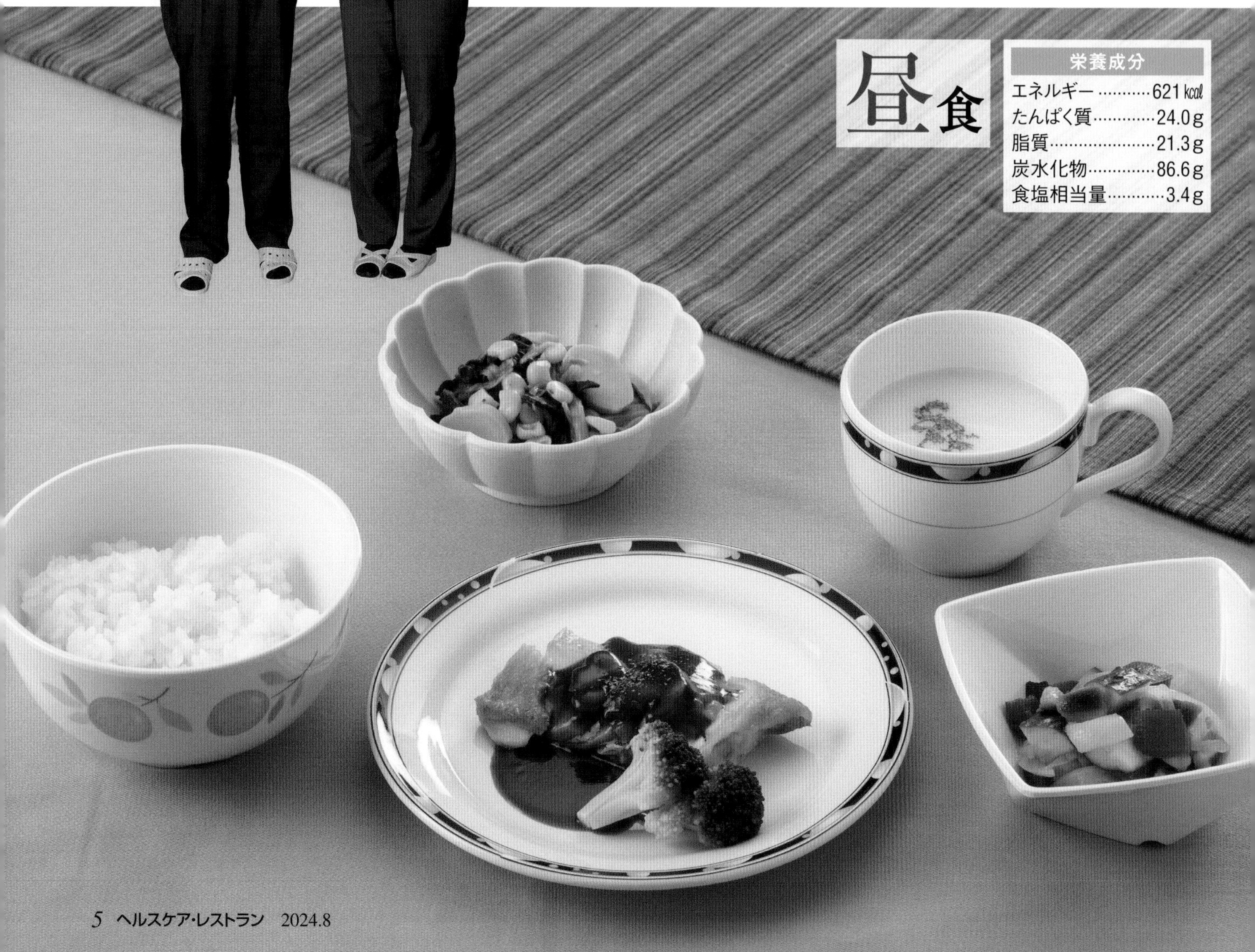

[材料と1人分の分量(g)]

●ご飯

白米……75.0
日清MCTパウダー㊐……1.5
水……120.0

●清汁

手毬麸……0.5
根三つ葉……0.1
だし汁……150.0
薄口醤油……2.0
塩……0.5
酒……0.5

●キンメダイのおろし煮(※レシピ参照)

キンメダイ……70.0
水……40.0
A 砂糖……3.0
A 濃口醤油……5.0
A 酒……2.0
A みりん……1.0
大根おろし……40.0
おろししょうが……30.0
片栗粉……4.0
にんじん……6.7
ミニオクラ……5.0

●レンコンのきんぴら

レンコン水煮……45.0
にんじん……5.0
サラダ油……0.5
だし汁……20.0
濃口醤油……3.0
みりん……1.0
ごま油……0.5
白炒りごま……1.0
七味唐辛子……0.1

●菜の花の湯葉和え

菜の花……45.0
湯葉(乾燥)……0.5
濃口醤油……5.0
だし汁……3.0

㊐:日清オイリオグループ

魚料理のなかでも、キンメダイのおろし煮は特に人気の高いメニューの1つです。

当院には高齢の患者さんが多いため、片栗粉でタレにとろみをつけて食べやすくしています。

こうすることで、料理も冷めにくくなり、温かい状態で提供できます。

三村 美絵さん 日清医療食品株式会社／管理栄養士
林 秀樹さん 日清医療食品株式会社／調理師

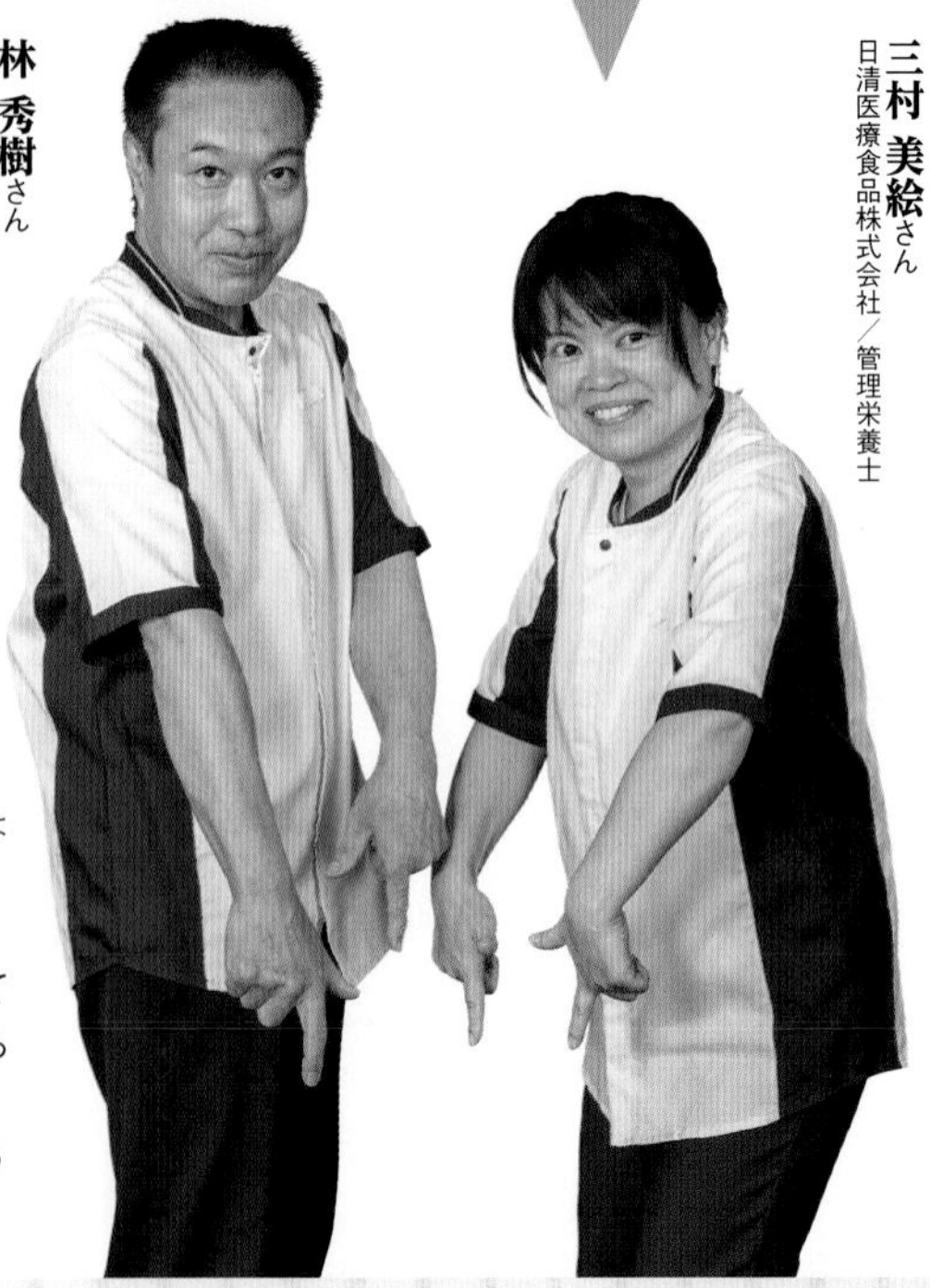

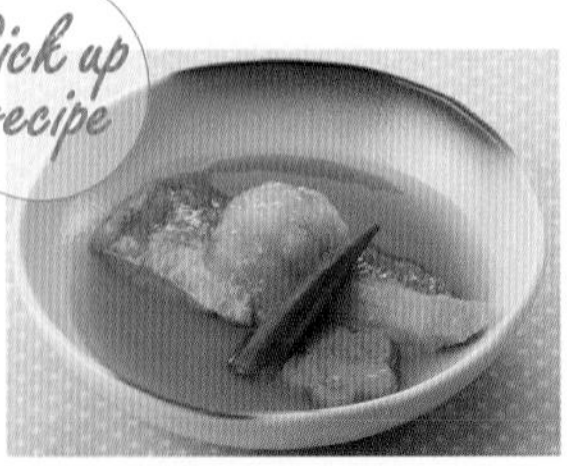

《キンメダイのおろし煮》

①キンメダイは湯引きしておく
②鍋に水を入れ火にかける。Aと水気を切った大根おろし、おろししょうがを加える。分量外の水で溶いた片栗粉でとろみをつける
③❶をスチームモードに設定したスチコンで20分加熱する
④にんじんを花形にくり抜き、ミニオクラは分量外の塩で板ずりしておく。鍋に湯(分量外)を沸かし、にんじんとミニオクラをゆでたら水気を切る
⑤器に❸を盛り付ける。❷をかけて大根おろしを載せたら、❹を飾る

栄養成分

エネルギー……493㎉
たんぱく質……24.3g
脂質……10.1g
炭水化物……78.2g
食塩相当量……2.8g

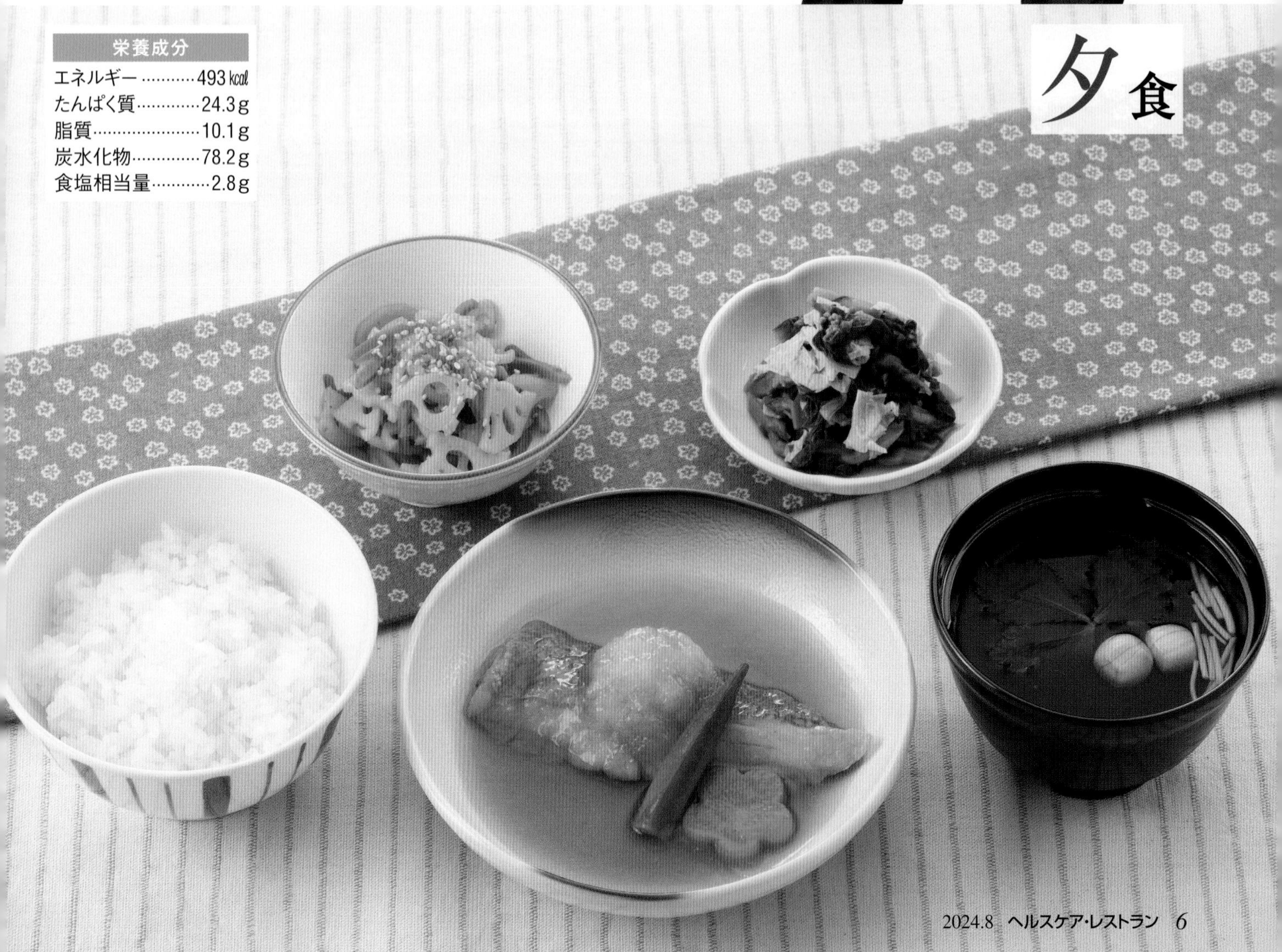

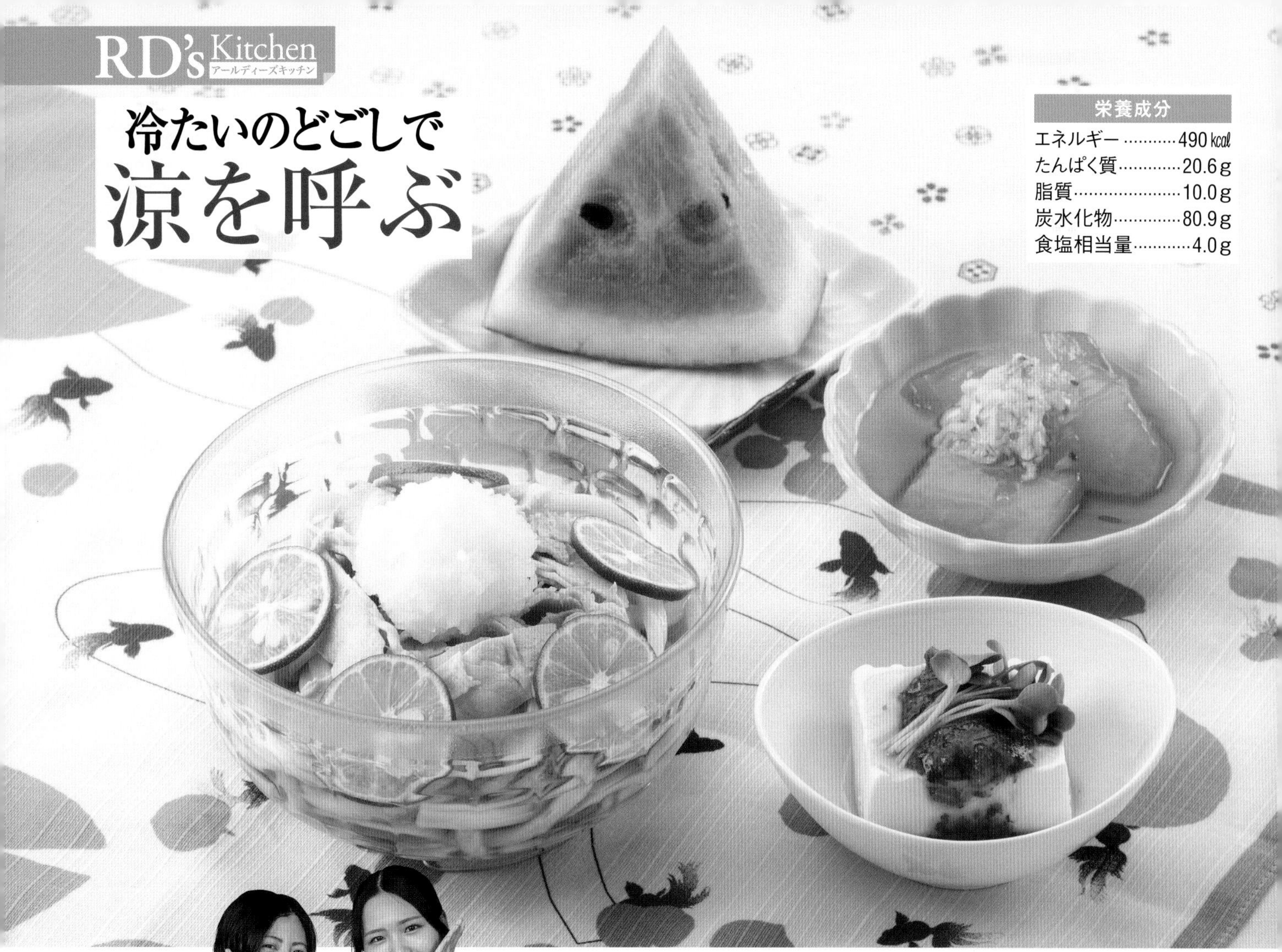

冷たいのどごしで 涼を呼ぶ

栄養成分

エネルギー	490㎉
たんぱく質	20.6g
脂質	10.0g
炭水化物	80.9g
食塩相当量	4.0g

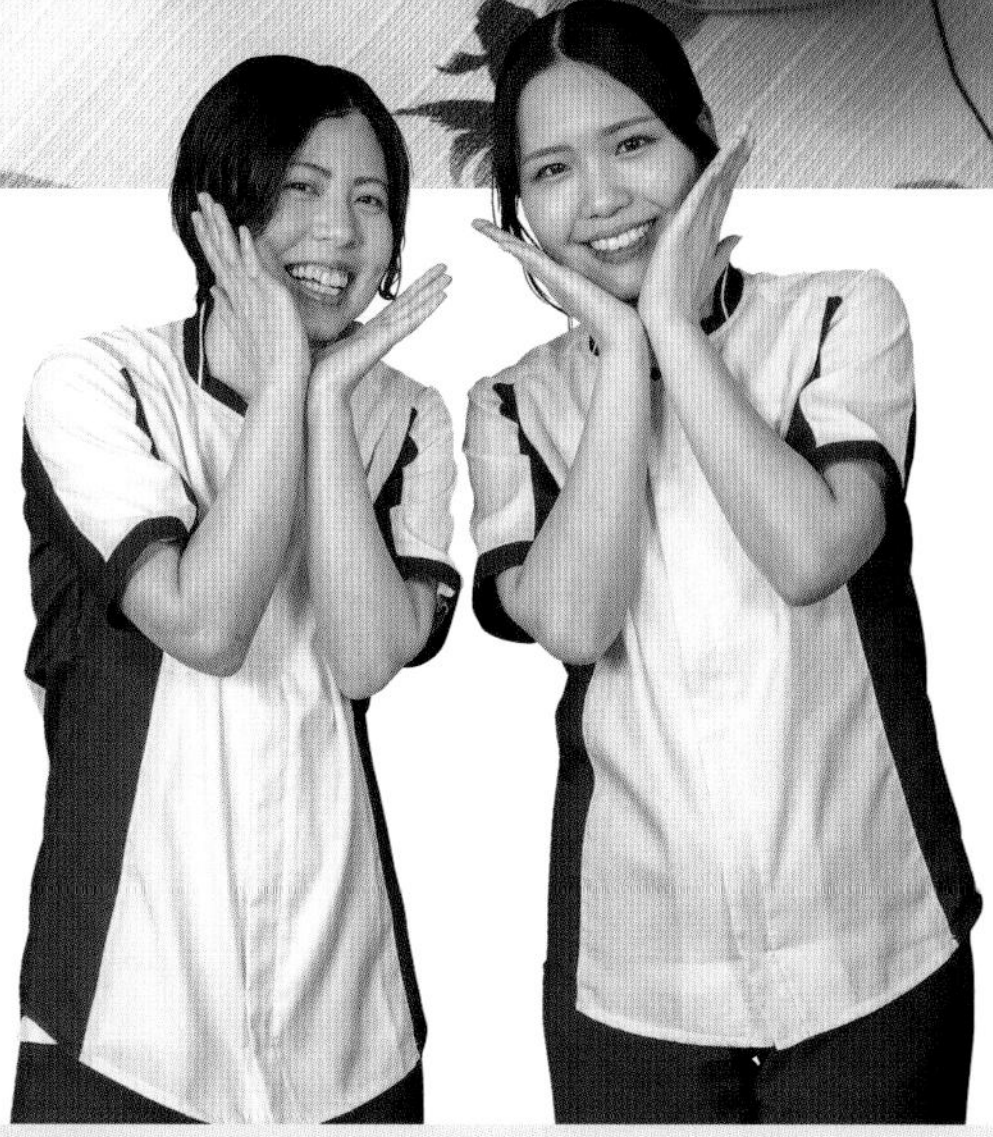

福本 ひかるさん
日清医療食品株式会社 チーフ／栄養士

奈良 美慧さん
日清医療食品株式会社／調理師

食欲が低下しがちな夏を元気に乗り切ってもらえるよう、8月の行事食には涼しげで食べやすいメニューを考案しました。

暑い季節に好まれやすい冷たい麺類ですが、たんぱく質が不足しやすいメニューでもあります。

そこで、具材に豚肉を加え、主菜や副菜にはカニあんかけや豆腐を添えて補いました。

[材料と1人分の分量(g)]

●すだちうどん(※レシピ参照)

稲庭風うどん(冷凍)	180.0
豚もも肉スライス	30.0
豚バラ肉スライス	10.0
酒	1.0
大根おろし	30.0
すだち	15.0
水	120.0
減塩つゆ	20.0

●冬瓜のあんかけ

冬瓜	60.0
カニカマちらし	10.0
砂糖	2.0
薄口醤油	4.0
酒	1.0
みりん	1.0
片栗粉	0.5

●冷奴

豆腐	66.7
かいわれ大根	1.0
大葉	0.2
梅干し	2.0
昆布つゆ	5.0
水	5.0

●フルーツ

スイカ	80.0

《すだちうどん》

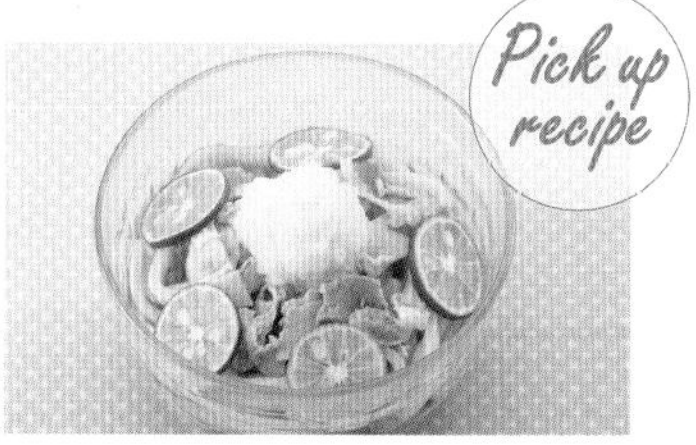

①冷凍うどんをスチームモードに設定したスチコンで10分加熱し、冷水でよく洗い水気を切る
②鍋に湯(分量外)を沸かし、豚もも肉スライスと豚バラ肉スライスをゆでる。水気を切ったら酒を振っておく
③大根おろしは水気を切り、すだちは薄くスライスする
④器に❶、❷、❸の大根おろしの順に盛り付けて、❸のすだちを飾る。水で減塩つゆを希釈してかける

●奈良セントラル病院「軟菜食」の1週間メニュー

	朝	昼	夕	1日分の栄養成分
8/19（月）	・ご飯 付）カツオふりかけ ・野菜のトマト煮 ・みかん（缶） ・牛乳	・ご飯 ・みそ汁 ・和風チキンステーキ ・春雨のチャプチェ ・カリフラワーのごまドレッシング和え	・ご飯 ・清汁 ・白身魚のフライ ・なすの煮物 ・豆サラダ	エネルギー……1700kcal たんぱく質……60.7g 脂質……51.8g 炭水化物……255.0g 食塩相当量……8.5g
8/20（火）	・ご飯 付）卵ふりかけ ・冬瓜のそぼろ煮 ・マンゴー（缶） ・牛乳	・ご飯 ・みそ汁 ・豚肉のしょうが焼き ・炒り卵 ・キャベツの和風和え	・ご飯 ・みそ汁 ・白身魚のチリソースかけ ・切り干し大根の煮物 ・しろ菜のピーナツ和え	エネルギー……1705kcal たんぱく質……69.7g 脂質……52.3g 炭水化物……247.5g 食塩相当量……7.8g
8/21（水）	・ご飯 ・ほうれん草のソテー ・梅びしお ・黄桃（缶） ・牛乳	・ご飯 ・みそ汁 ・メヌケの塩麹焼き ・かぶの利休煮 ・うまい菜のさっぱり和え	・ご飯 ・みそ汁 ・鶏肉の山賊焼き ・麻婆なす ・白菜のナムル	エネルギー……1640kcal たんぱく質……64.4g 脂質……53.1g 炭水化物……235.7g 食塩相当量……7.1g
8/22（木）	・ご飯 付）カツオふりかけ ・厚揚げとブロッコリーのソテー ・フルーツカクテル（缶） ・牛乳	・ご飯 ・みそ汁 ・肉じゃが ・キャベツの炒め物 ・からしマヨネーズ和え	・ご飯 ・みそ汁 ・豚肉のしそ風味焼き ・しろ菜の昆布茶炒め ・オクラのおかか和え	エネルギー……1651kcal たんぱく質……64.9g 脂質……48.8g 炭水化物……248.2g 食塩相当量……6.4g
8/23（金）	・ご飯 ・白菜のツナソテー ・ゆずみそ ・りんご（缶） ・牛乳	・エビピラフ ・コンソメスープ ・チーズインハンバーグ ・マカロニナポリタン ・塩レモンサラダ	・ご飯 ・みそ汁 ・サバの山椒焼き ・がんもの煮物 ・菜の花の白和え	エネルギー……1734kcal たんぱく質……62.5g 脂質……58.6g 炭水化物……250.7g 食塩相当量……7.9g
8/24（土）	・ご飯 付）梅しそふりかけ ・ポテトソテー ・洋なし（缶） ・牛乳	・ご飯 ・みそ汁 ・鶏肉のごま醤油焼き ・里いもの煮物 ・大根サラダ	・ご飯 ・清汁 ・サケのちゃんちゃん焼き ・ビーフンソテー ・お浸し	エネルギー……1649kcal たんぱく質……65.4g 脂質……45.7g 炭水化物……254.3g 食塩相当量……7.3g
8/25（日）	・ご飯 ・ベーコンとキャベツの煮物 ・白桃（缶） ・のりの佃煮 ・牛乳	・ご飯 ・みそ汁 ・アジの南部焼き ・絹厚揚げの甘辛煮 ・小松菜のごま和え	・ご飯 ・赤だし ・親子煮 ・ほうれん草の炒め物 ・カリフラワーのオーロラ和え	エネルギー……1605kcal たんぱく質……69.9g 脂質……45.0g 炭水化物……240.8g 食塩相当量……7.0g

多職種による複合的ケアで 患者の「口から食べる」を支援

許可病床数111床の当院は、一般・回復期リハビリテーション・医療療養型の3病棟を有すケアミックス病院で、急性期治療を終えた外傷や脳神経疾患などの既往歴のある患者さんを積極的に受け入れています。

リハビリを中心とした医療を展開し、患者さんの残存機能の維持・向上をめざして、多職種がそれぞれの専門性を集結させたチーム医療を実践。その一環として、栄養管理科では医師や看護師、セラピストら他職種と連携し、患者さんの「口から食べる」を支援しています。

当院の患者さんの多くは高齢者です。加齢はもとより、外傷や脳神経疾患などの後遺症に伴い、摂食嚥下機能に問題を抱える患者さんも少なくありません。このような現状を鑑み、当院では常食を設けず、軟菜食をベースとした食事を提供しています。揚げ物や硬い食材であっても食べやすいよう、加熱調理ではスチームコンベクションのモード機能を活用。特に肉や魚などは加熱で硬くなったりパサつきやすくなったりするのを抑え、軟らかく仕上げています。

また、どなたでも好き嫌いなく食べていただけるものとして、当院では主食にMCTパウダーを添加。ミキサー食にはこれに加えてプロテインパウダーも添加するなど、全食種に対して栄養強化を図り、必要栄養量の充足をめざす工夫をしています。

目下の課題は、ご自宅での生活を見据えた患者さんご家族へのフォローです。退院後、ご本人が食べられるものとご家族が調理できるもののギャップを少なくするために、嚥下調整食の調理のポイントや栄養補助食品・完全調理品などの市販品の情報も提供しています。

今後も他職種の協力のもと、患者さんが笑顔になれるフードサービスに努めていきたいと考えています。

栄養管理科　主任／村田味菜子さん

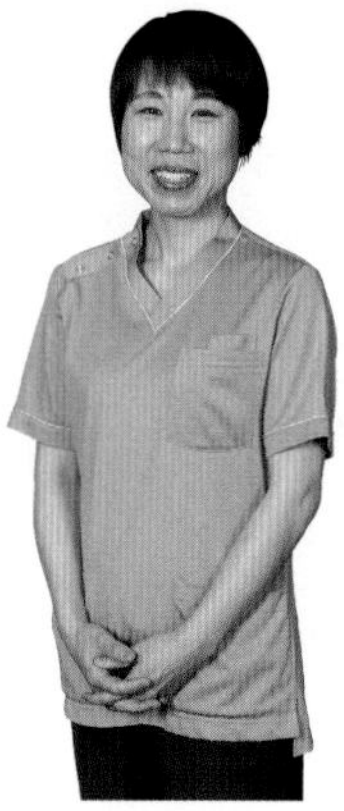

患者さんの在宅復帰に向けた体力維持のために喫食率が向上する食事提供に努めています

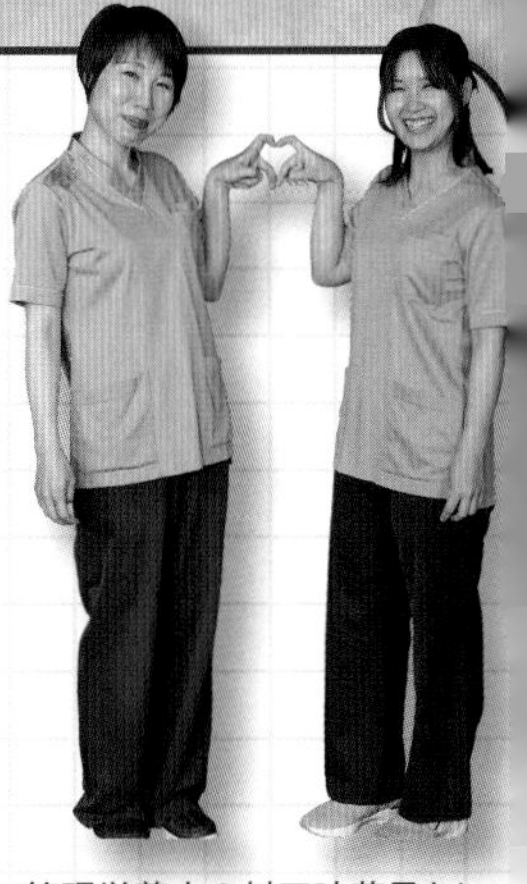

管理栄養士の村田味菜子さん（左）と中嶋新菜さん

治療から生活の場へつなぐ

奈良セントラル病院 栄養管理科に熱視線

許可病床数111床を有すケアミックス病院として、後方支援を担う奈良セントラル病院。

同一建物内に介護老人保健施設や有料老人ホーム、デイケアが併設された同院では、提供される食事の献立内容や食形態も多岐にわたる。

ここでは、管理栄養士や調理師といった食のプロフェッショナルたちによる同院のフードサービスについて紹介する。

【医療・介護のシームレス・ケア】

病院と高齢者施設が一体化した機能は、同院の大きな特徴の1つ。特に有料老人ホームは“生活の場”と捉え、入居者のQOL向上を最優先した食事を心がけている。

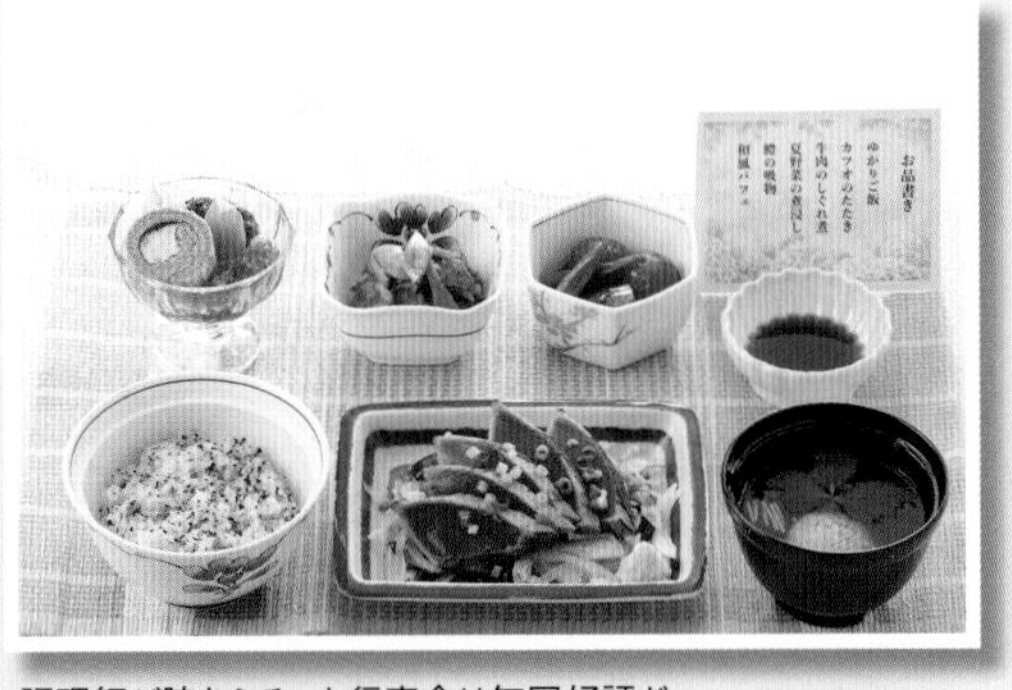

調理師が腕をふるった行事食は毎回好評だ

【嚥下機能評価】

入院患者のほとんどが高齢者で、嚥下機能に問題を抱えているケースが多い。そのため管理栄養士は、言語聴覚士や看護師らとともに患者の嚥下機能を確認したうえで、適切な食形態を検討。誤嚥性肺炎を未然に防ぎ、「最期まで口から食べる」を支援している。

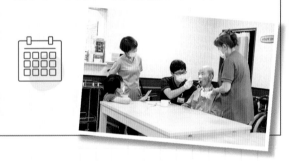

【調理技術】

病院、老健施設、有料老人ホーム、デイケア（昼食のみ）の食事は、1つの厨房で対応している。限られた時間のなか、朝食・昼食・夕食を約300食ずつ大量調理し、施設ごとに配膳カートにセッティング。誤配がないよう食札のチェックにも余念がない。

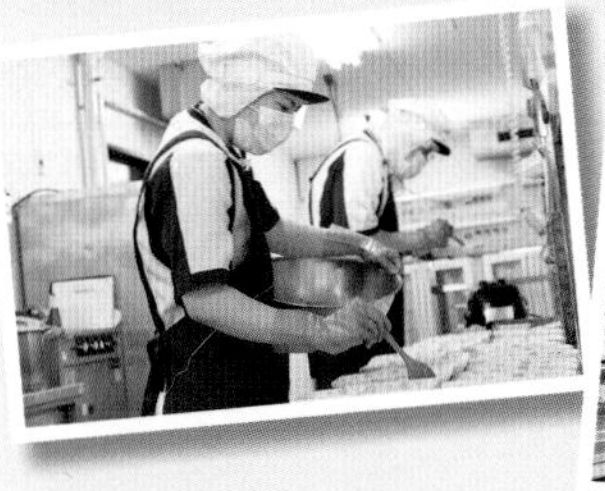

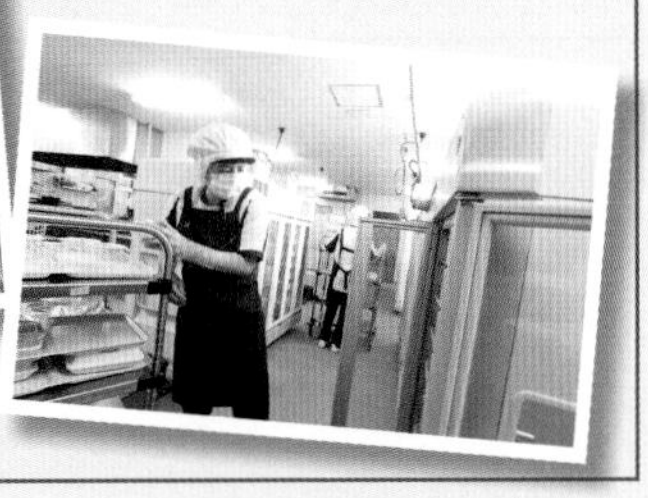

【情報共有】

フードサービスや栄養管理の質を高めるために欠かせない情報共有。給食会議は、老健施設の管理栄養士や厨房スタッフらを交えて行われている。病棟での嚥下カンファレンスでは、患者情報を多職種で共有し、チームで介入内容を検討していく。

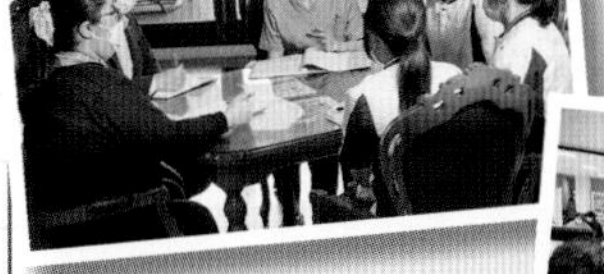

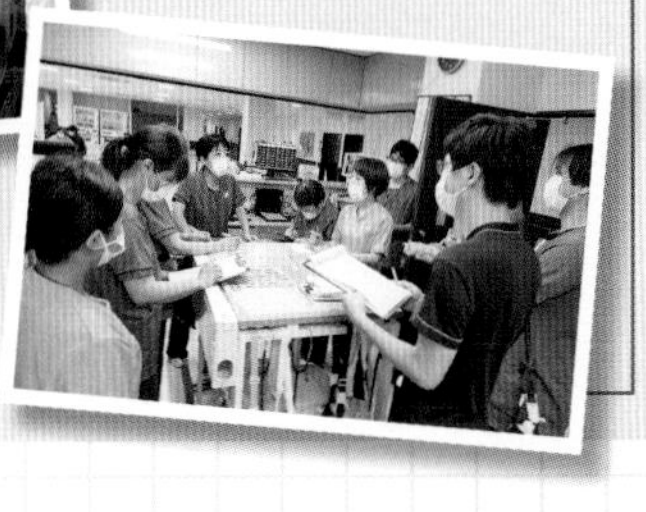

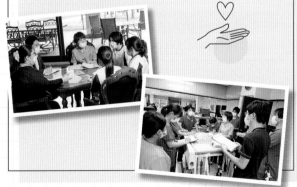

まんま農場

減農薬

野菜をもっと美味しく
自然のうまみを活かした
"低温スチーム野菜"

野菜を**低温スチーム加工**することでビタミン等の栄養素を残し、表面の細胞を壊さず形状・食感を維持。いやな匂いやえぐみを抑え、食材のうまみを最大限発揮させます。

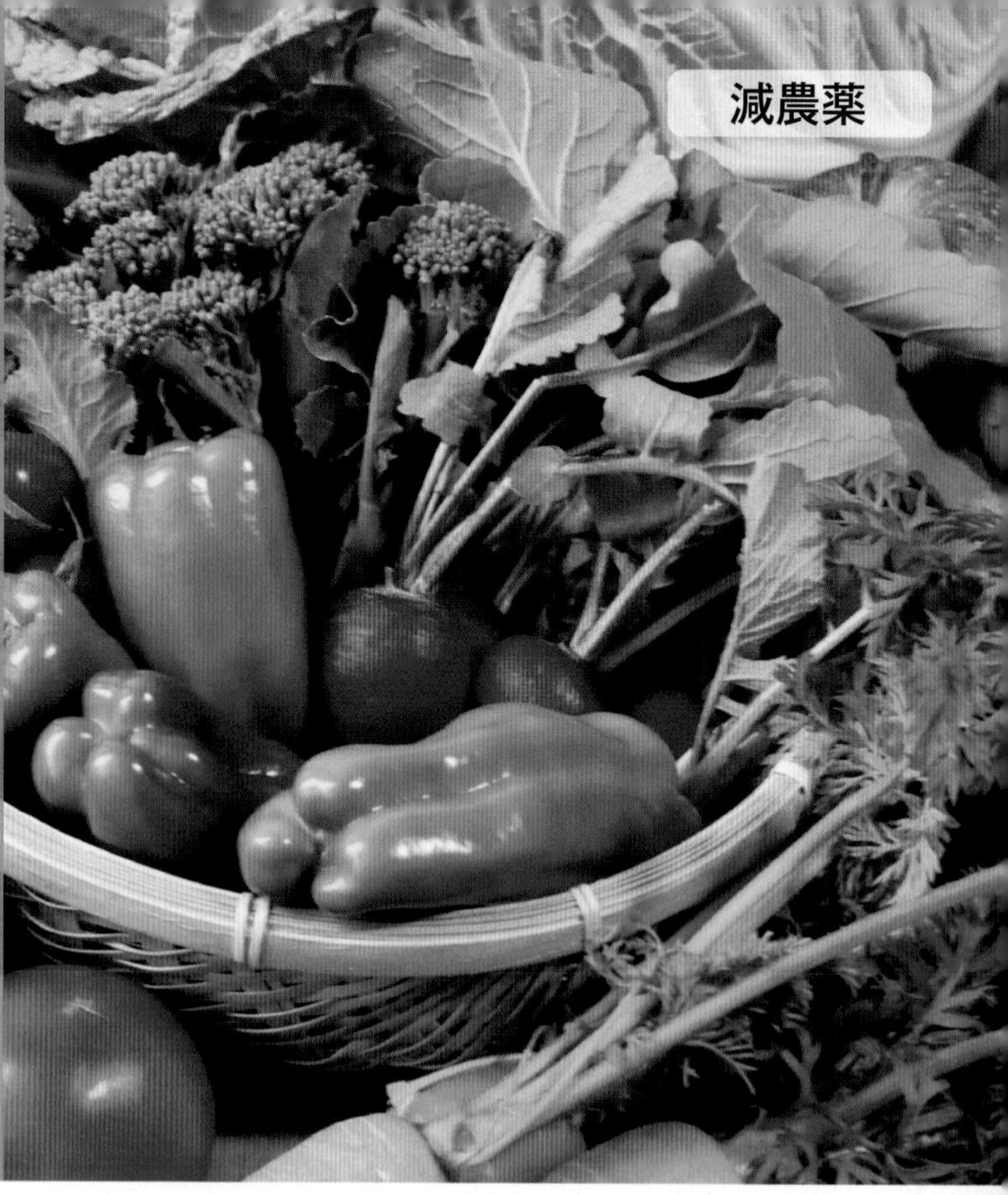

カットシリーズ

食べやすい固さ、サイズにカット
おでん／ミネストローネ／温野菜サラダ／肉じゃがなどの煮込み／お味噌汁の具　etc

賞味期限：冷蔵・約２週間
冷凍・約２年間

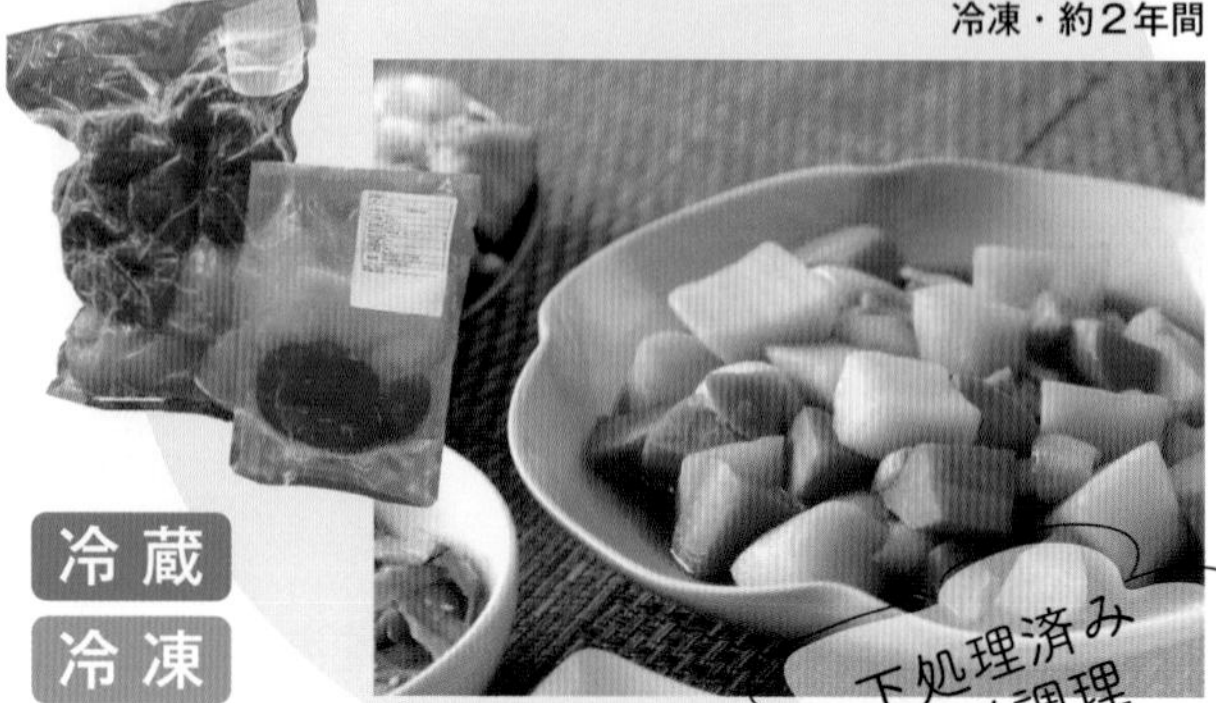

冷蔵
冷凍

下処理済み
簡単調理

ピューレシリーズ

すり潰してピューレやペースト状に
カレー／スープ／ドレッシング／スムージー／コロッケ／スイーツ　etc

賞味期限：約２年間

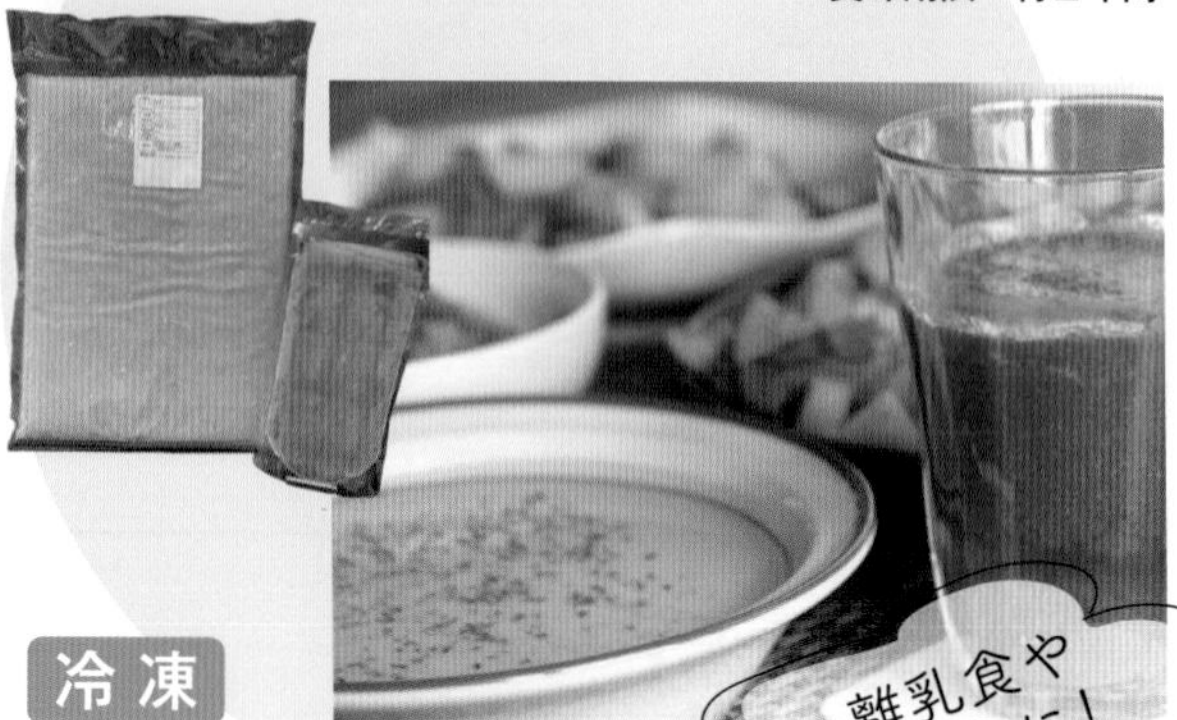

冷凍

離乳食や
介護食に！

野菜をむだにすることなくお好みのサイズ、固さ、量で調理できます。
事業者様や大量の発注では、ご要望に応じた加工を承ります。

事業者様への
ご提案

ご要望に応じた**カット・ペースト方法、固さ、大きさ、量**でご提供

調理時間短縮／人件費のコストダウン／仕入れの間隔を調整／加工品質の安定／ストック可能／下処理廃棄削減　へ

※飛騨野菜を中心に加工を行っておりますが、収穫時期等の関係で他地域の野菜も使用しております。
※季節により提供できる野菜の種類が変わります。詳しくはご連絡ください。

まんまは飛騨上宝の地から、**野菜本来のおいしさぎゅっ！とそのままお届け**

株式会社まんま農場
〒506-1313　岐阜県高山市上宝町在家 1805-1
TEL：0578-86-2212　FAX：0578-86-2373　https://manmanj.jp
担当者：和仁 一博　　**mail：**manmatyouri@manmanj.jp

サイト
問い合わせ

ヘルスケア・レストラン 2024 8 AUG. 目次

特集 このギャップをどう埋める？

私たちの理想と現実

入院栄養管理体制加算や早期栄養介入管理加算、周術期栄養管理実施加算など、
管理栄養士が病棟に常駐して栄養管理を行うための体制が着々と整備されている。
多くの管理栄養士はこれを追い風に栄養管理に専念したいと思うものの、
給食の提供体制がままならず厨房に入らざるを得ない、病棟に常駐できる人材育成が叶わない、上司の理解がない、
病棟で栄養管理を行うために不可欠な流動食や栄養補助食品が思うように採用できないなど、
理想の栄養管理を阻むさまざまな現実に直面する。この現実をどうやって打破すればいいのだろうか？
『ヘルスケア・レストラン』トークライブにて実施した、悩みに関するアンケート内容と特別対談から考える。

CONTENTS

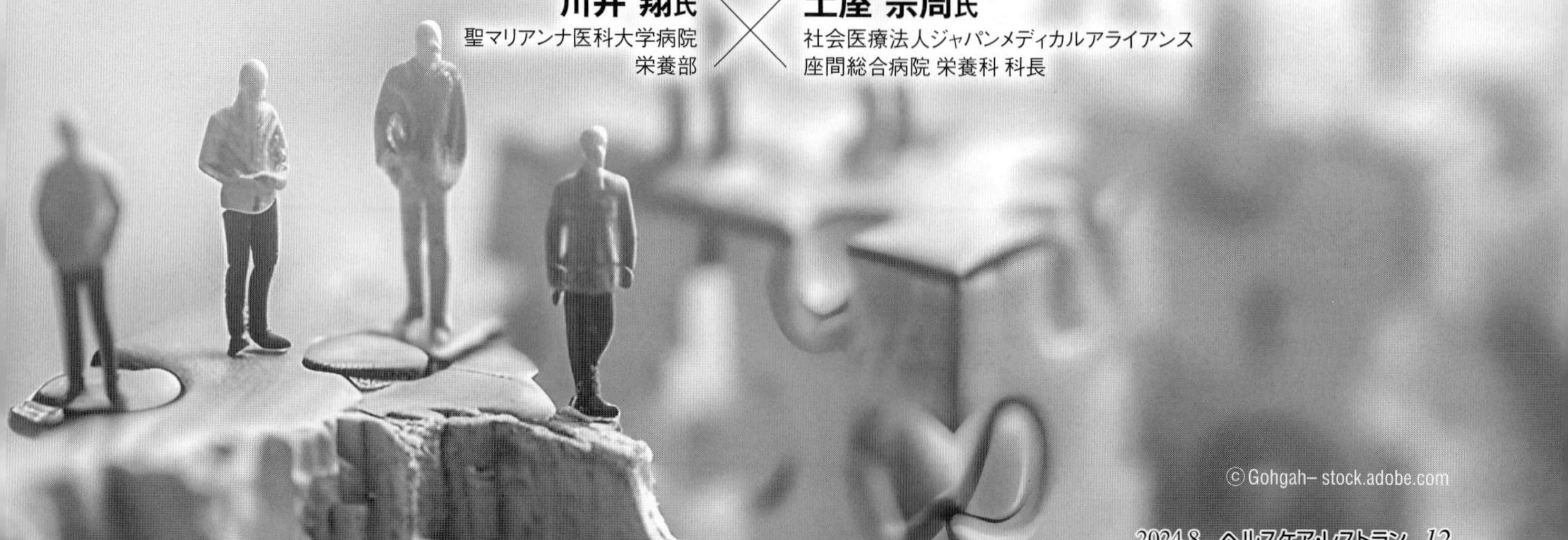

©Gohgah– stock.adobe.com

アンケート企画

直面する悩みあれこれ 現状打破の突破口とは

回答者 **廣瀬桂子さん**

公益社団法人地域医療振興協会 練馬光が丘病院 医療技術部 栄養管理室 室長

「チーム医療により深く参画したい」「質の高い栄養管理の実現をめざす」。そんな理想や目標を掲げる一方で、多くの病院・施設では組織体制などのソフト面の課題を抱えているのではないだろうか。アンケート※で寄せられた管理栄養士たちの悩みを紹介するとともに、現在457床の急性期病院で9人の栄養部門をまとめる廣瀬桂子さんからコメントをいただいた。

※2024年5月13日第24弾HRトークライブ終了後に実施。掲載にあたり、参加者からの回答を一部編集しています

悩み1

新人・人材育成について

アンケートより

・どうすれば部下にやりがいをもってもらえるのか、また新人の育成に難渋している

・モチベーションの低い管理栄養士が多く、解決に悩んでいる

廣瀬さんから

後輩たちのキャリアの頃、自分はどのようなことに〝やりがい〟や〝モチベーション〟を抱いていたかを思い出してみるのも一案かもしれません。ちなみに、当時の私は短期間で達成可能な目標や達成したことによる充実感、次にめざす短期目標があった時に、〝やりがい〟や〝モチベーション〟を抱いたように記憶しています。ただしそれはずいぶん前のことで、当時と今では背景が大いに違っています。当時目標としていた内容を、そのまま後輩に当てはめるのは無理があると思っています。

そこで、部門のクリニカルラダーのもと、個々に応じた目標を設定する際には、しっかり話し合い、同意を得ることを大切にしています。

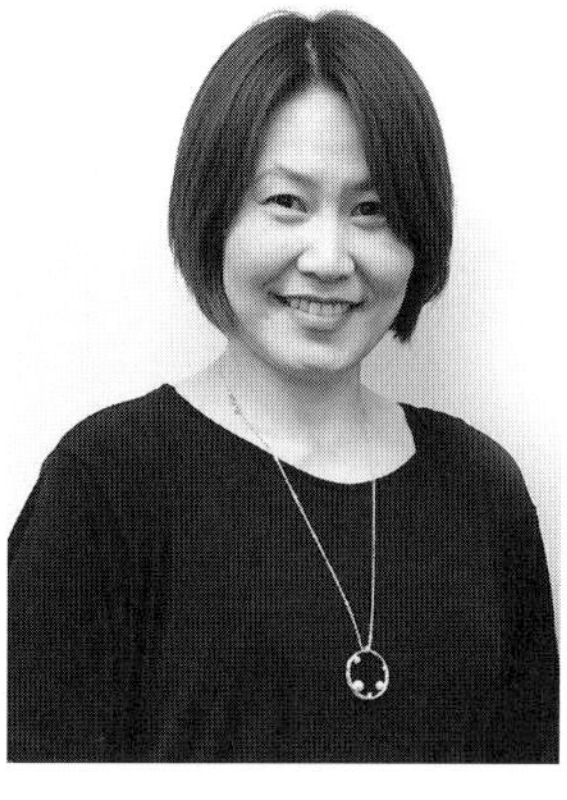

クリニカルラダーについて

部門で作成したクリニカルラダーの運用方法は、①クリニカルラダーについてしっかり説明をして同意を得たのち、②実現可能な目標(1～2年かけて達成をめざす目標と、どんなに小さなことでもいいので1週間で達成をめざす目標)を設定、③1週間ごとに進捗確認やアドバイス(ほとんどが励まし・賞賛)を行う、④上半期、下半期ごとに評価(ほとんどが励まし・賞賛)する、⑤新たに実現可能な目標を設定する……を繰り返しています。

その際、特別に面談の機会を設けるのではなく、後輩たちが少しでもリラックスして話しやすいようなタイミングやシチュエーションのほか、目標が大きすぎてプレッシャーにならないように配慮しています。

具体的には…

①クリニカルラダーを作成

一般的に、クリニカルラダー(教育理念や教育目標に基づき、はしご〈ラダー〉を登るように一段一段キャリアを向上させていく仕組み)を活用することで、「自分が何を学べばいいのか」、「どういった役割を求められているのか」などが明確になり、スキルアップを図れると言われています。

部門でクリニカルラダーを作成する際、インターネットの情報を参照する方法もあります。

②実現可能な目標設定

クリニカルラダーに沿って、たとえば、

・1～2年かけて達成をめざす目標：各種研修会や学会への参加、学会発表、認定資格の取得、他施設実地修練への参加など
・1週間で達成をめざす目標：栄養指導用資料の作成や改定、目標とする栄養指導件数やチーム医療、カンファレンスへの参加件数の設定(主旨は、さまざまな業務のスケジュール管理ができるようになることです。決して、件数を多くこなすための目標ではないことを説明し、同意を得ます)、各種マニュアルの見直し、症例のまとめ、部門内ミニレクチャー担当、個人対応食献立の立案、栄養部門収益の計算、などを設定します。

③1週間ごとに進捗確認やアドバイス

月曜日に今週の目標設定、水曜日に進捗確認やアドバイス、金曜日に評価(ほとんどが励まし・賞賛)を行う。1週間で目標が達成できなかった場合は、翌週に持ち越します。評価は達成度ではなく、目標に向かって積み重ねている現時点を評価(励まし・賞賛)します。

クリニカルラダーを作成し運用することで、お互いに話をする機会が多くなるうえ、後輩自身で俯瞰して自己評価ができると思います。

悩み2

栄養補助食品について

アンケートより

・栄養補助食品を患者に合わせてたくさん検討したいが、金銭的な問題でいくつもつけられない……

廣瀬さんから

避けられない大きな課題と思います。これに加えて、ご施設で高齢者が多く、せっかく栄養補助食品をつけても、独特の甘さや濃い味が苦手などの理由で喫食量が少なく、もったいないと感じてしまう場合もあるかもしれません。そのようなケースでは、手づくりの高栄養スープが1つの手として効果的かもしれません。

当院では、ＴＱＭ活動（Total Quality Management：全員・全体〈Total〉で、医療・サービスの質〈Quality〉を、継続的に向上させる〈Management〉こと）の一環として、濃厚流動食の選択肢に、〝手づくり高栄養スープ〟※を追加しました。**表1**に結果を示します。

手づくり高栄養スープは、プロテインパウダーやＭＣＴなどを追加すると、よりエネルギーやたんぱく質量を強化することが可能です。スープに続いて〝手づくり高栄養ゼリー〟にもチャレンジしようと思っています。当院は急性期病院であり、平均在院日数が12日ですので、手づくり高栄養スープ対応の場合は、エネルギーとたんぱく質量を確保することを優先し、ビタミンや微量元素は必要に応じて、薬価が安い内服での対応をお願いしています。嚥下対応として、学会分類２０２１に応じた3段階のとろみをつけて提供することで、患者さんの安全面や病棟の業務負担軽減にも寄与しています。

給食会社のスタッフの方々も、「手づくりスープで患者さんが喜んでくれるなら」「自分が病気の時、栄養剤（濃厚流動食）より手づくりスープを飲みたいから」と、快く協力してくださっています。

もちろん、なかには甘い味が好きで手づくり高栄養スープよりも濃厚流動食を希望される患者さんもいらっしゃいます。その場合には、濃厚流動食を提供しています。ご施設や契約している給食会社等、事情は異なると思いますが、問題解決のヒントになれば幸いです。

※カップスープの素（10g）もしくは野菜ペーストに牛乳140mlとサラダ油、バター、マヨネーズ、生クリームなどからベースの相性に合わせて6g程度加えたもの。また、とろみが必要な方には、とろみ剤を添加

表1　濃厚流動食と手づくり高栄養スープの比較

	濃厚流動食	手づくり高栄養スープ
1本（杯）	125ml	150ml
エネルギー	200kcal	約200kcal
たんぱく質	7g	5g
単価（税込）	約120円	61円
年間提供量	1,800本	1,800杯
年間コスト（税込）	216万円	110万円
患者さんからの意見	・フルーツ系や甘い味が多い ・人工的な味がして飽きてくる ・冷たくてお腹が冷える ・栄養は食事からとりたい	・甘い味が苦手、スープのほうが飲みやすい ・手づくりはホッとする ・食事から栄養をとるほうが元気が出る ・退院後の参考になってうれしい
給食会社の調理師からの意見	・食欲不振や低栄養の患者さんに、栄養剤（濃厚流動食）で対応していいのか？ ・食事面から患者さんや病棟の役に立ちたい	・手づくりスープで、少しでも患者さんの役に立てたなら、調理師冥利に尽きる ・手づくりスープで患者さんが喜んでくれるなら、多少調理の手間が増えてでもつくりたい ・自分が病気の時、栄養剤（濃厚流動食）より、手づくりスープを飲みたい ・多少手間がかかるが、現在の契約金額内で調理が可能

※濃厚流動食から手づくり高栄養スープに変更した結果、栄養量：ほぼ同じ、単価：約60円削減、年間コスト：106万円削減となった。また、患者や給食会社の調理師からも好評

悩み3

「少数の職場」に対する悩み

アンケートより

・管理栄養士が自分1人のため、教えてもらえる人がいない

廣瀬さんから

そのお気持ち、とてもわかります。当院は12年前に開設しました。当時私は1人で栄養部門の立ち上げ業務を担いました。関西から関東に転居してきたばかりで知り合いもおらず、本当に心細くわからないことだらけで、いっぱいいっぱいの毎日でした。

そこでまず、あらゆる勉強会や研修会、学会などに参加していろいろな方にお声かけし、名刺交換のお願いから始めました。そこで得たご縁を通じて、わからないことがある時や監査前などは、メールや電話で相談しました。その相手は管理栄養士に留まらず、相談の内容に応じて医師や看護師、薬剤師、ＰＴ、ＯＴ、ＳＴなど、多職種の皆さんにも助けていただきました。

勉強会や研修会、学会などに参加されている方はモチベーションが高く、非常に熱心な方が多いと感じています。「ひとり職場」だと伝えておくと、困った時に突然連絡をしても、優しく丁寧に教えてくださったうえ、「また学会で会おう！」とパワーが湧いてくる言葉をかけてくださり、今でも感謝の気持ちでいっぱいです。

困った時に突然連絡をすることは、とても勇気が必要だと思います。しかし必要な情報のみならず、温かく心強い絆を得られることがほとんどです。無理のない範囲での人脈づくりは、不安な悩みを解決する助けになるかもしれません。

悩み4

人間関係について

アンケートより

・より臨床色の強い業務（ＮＳＴなど）をしているほうがえらいと勘違いしているのか、自己中心的になっているメンバーがいる

廣瀬さんから

今や管理栄養士はＮＳＴのみならず、病棟担当や周術期・早期栄養管理、各種チーム医療、在宅、栄養ケア・ステーションなどのほか、研究発表、論文執筆など、活躍の場が多様性に富んでいます。そして、世界に類を見ない超高齢社会であるわが国の医療・福祉界において、ＮＳＴはほかのチームや担当者との協働がないと、栄養で救うことが難しい症例が多いことを実感しています。そのような現状を通じて、誰もが自身を俯瞰して見つめ、他者への尊敬の念をもって業務に邁進できればと、自戒の念を込めて強く願います。

悩み5

ベテランの働き方

アンケートより

・外来栄養指導の担当になり、入院患者の栄養管理ができません。ある程度の年齢になったら、急性期の栄養管理はしていけないのでしょうか。今のところ、転職しか打開策が見当たりませんが、現在40代半ばで管理職経験もなく、書類落ちばかりです

廣瀬さんから

私も経験があります。ある程度の年齢になると若手育成のために、後輩たちが急性期の患者さんを担当されるご施設もあるでしょう。そのような環境で、自分だけ置いていかれるような焦りや孤独感など、さまざまな葛藤に苛まれました。入院患者さんの栄養管理を希望されてのお悩みですから、毎日もどかしい気持ちでお過ごしかと思います。

さて、外来栄養指導に特化したスキルや知識をさらに深めることは、より専門性を高めることにつながります。外来栄養指導に関連する認定資格を取得することで、専門性を証明することができます。ご施設の状況にもよりますが、ＩＣＴを使った外来栄養指導、外来料理教室の開催など、無理のない範囲で新規業務を立ち上げることは、管理職への準備を整えていることにも、ご自身の経歴にもつながります。これらは転職時に有利に働く反面、多大なるエネルギーや時間などが必要になってくるでしょう。

外来栄養指導に関連する活躍の場を広げていくと、そのうちマンパワーが必要になってくることは明白です。その場合、後輩たちの育成目的もあって、入院患者の栄養管理と外来栄養指導が交代制になるかもしれません。

ご勤務先の個人面談や、上司への相談などを通じて、入院患者の栄養管理を担当したいという強い気持ちをしっかり伝えたり、外来栄養指導の専門性を高め証明したりすること、無理のない範囲で新規業務を立ち上げることは、明るい未来への契機になると思います。とはいえ、実現するのは容易ではないため、本当に悩ましく、多くの方が経験される問題かもしれません。

悩み6

人材育成のために、上司や先輩ができること

アンケートより

・栄養部門のために上司や先輩ができることは何ですか。また、すべきことは何でしょうか

廣瀬さんから

部門全体の目標設定のみならず、個々に応じた目標設定をすることです。クリニカルラダーの作成や運用から、「自分が何を学べばいいのか」「どういった役割を求められているのか」が明確になります。そしてそれは、〝やりがい〟や〝モチベーション〟のみならず、〝帰属意識〟の向上にもつながると思います。さらに最も重要なのは、励ましや賞賛だと思っています。

私は日頃、次の5つを大切にするよう心がけています。

①目標設定の際、リラックスした状況で話し合い、同意を得ること
②定期的に、進捗確認やアドバイスを行うこと
③達成度ではなく、現時点について評価をすること
④評価は、励ましや賞賛とすること
⑤決して、他者とは比較しないこと

部下や後輩にとっての〝やりがい〟や〝モチベーション〟、上司や先輩にとっての〝育成に難渋している〟、〝解決に悩んでいる〟に共通する策は、〝理解し合う〟ことかもしれません。

私は、部下や後輩にとって小さな成功体験の積み重ねが、〝やりがい〟や〝モチベーション〟の源になっていることを日々実感しています。

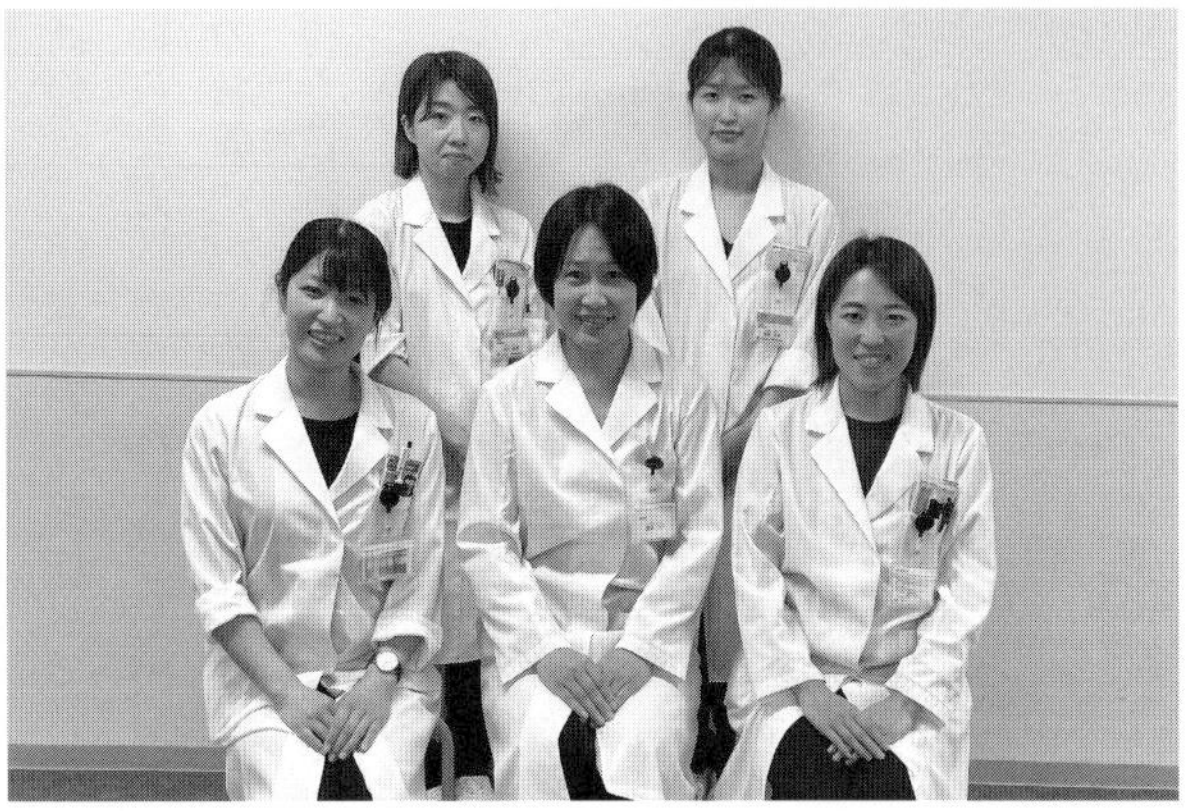

練馬光が丘病院栄養部門の管理栄養士たち

悩み7

自己成長のために、部下や後輩ができること

アンケートより

・自己研鑽のためにどんなことをすればいいのでしょうか
・どのように成長したら、部門やチームに貢献できますか

廣瀬さんから

部門全体の目標設定を理解し、上司や先輩に正直な気持ちを伝え納得したうえで、実現可能な短期・長期目標を設定することです。そして最も重要なのは、上司や先輩に、現時点でめざしたいキャリアや専門性などを、しっかりと伝えることでしょう。

私は面談の際、次の5つをヒアリングするよう心がけています。

①現時点で、〝やりがい〟や〝モチベーション〟は何か
②現時点で、どのようなキャリアを重ねていきたいか
③現時点で、得たいスキルは何か
④現時点で、めざす専門性は何か
⑤現時点で、困っていることは何か

上司や先輩に、正直な気持ちやそれがどれくらい強い気持ちなのかを伝えることは、勇気が必要だと思います。ですが伝えないと、ご自身を正しく理解されることが難しいのも事実です。面談などの際、前述の5つについてヒアリングがない場合は、ご自身から積極的に伝えることをお勧めします。

私は、上司や先輩の心を動かすのは、目標に向かって実直に積み重ねている姿かつ、自身を正しく〝伝える〟ことだと考えています。不条理な状況であっても、実直な姿はいつか上司や先輩の心を動かし、それは〝伝える〟ことでより強くなります。

廣瀬さんからのメッセージ

1人もしくは少数ゆえに、心細く不安な時は、院外活動を通じて、他施設の医師や管理栄養士、他職種に〝伝える〟ことが、問題解決の助けになります。特に管理栄養士間特有の連帯感から得られるパワーはとても信頼できるうえ、心強く、相談を受けたほうもパワーがみなぎってくるものです。そして「案外、皆同じ悩みを抱えているんだな。よし、自分も頑張ろう！」と、自信を取り戻す場合もあると思います。

特別対談

管理栄養士は1人ではない

仲間と情報共有し、一緒に未来へ踏み出そう

参加者

土屋宗周氏
社会医療法人ジャパンメディカルアライアンス
座間総合病院 栄養科 科長

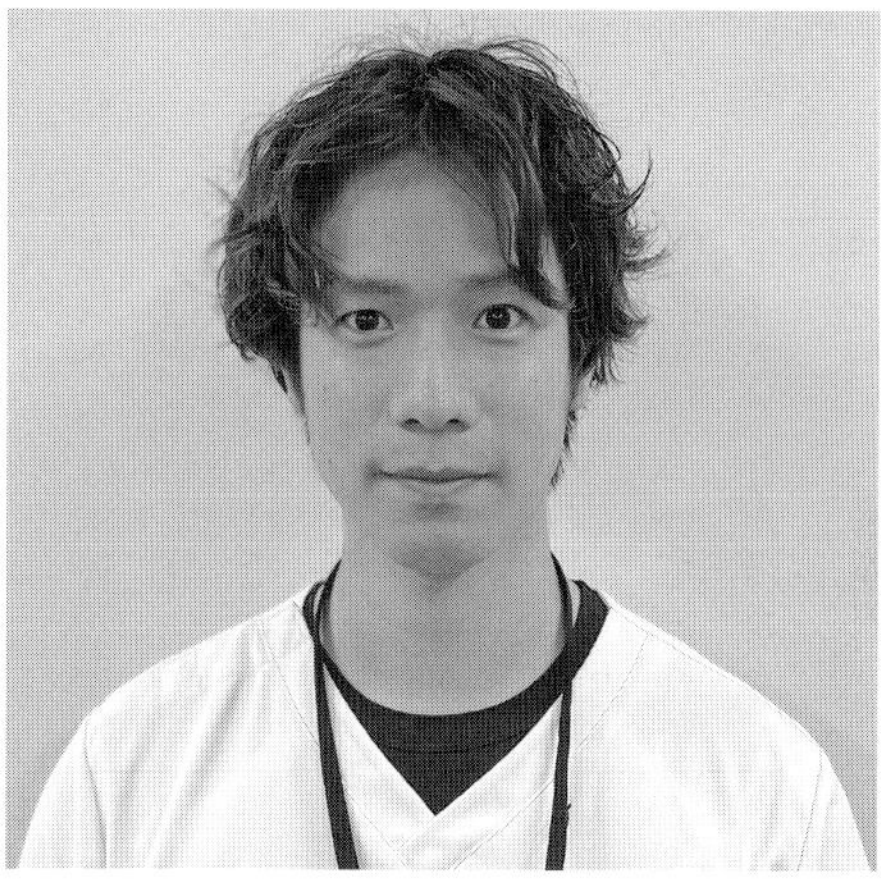

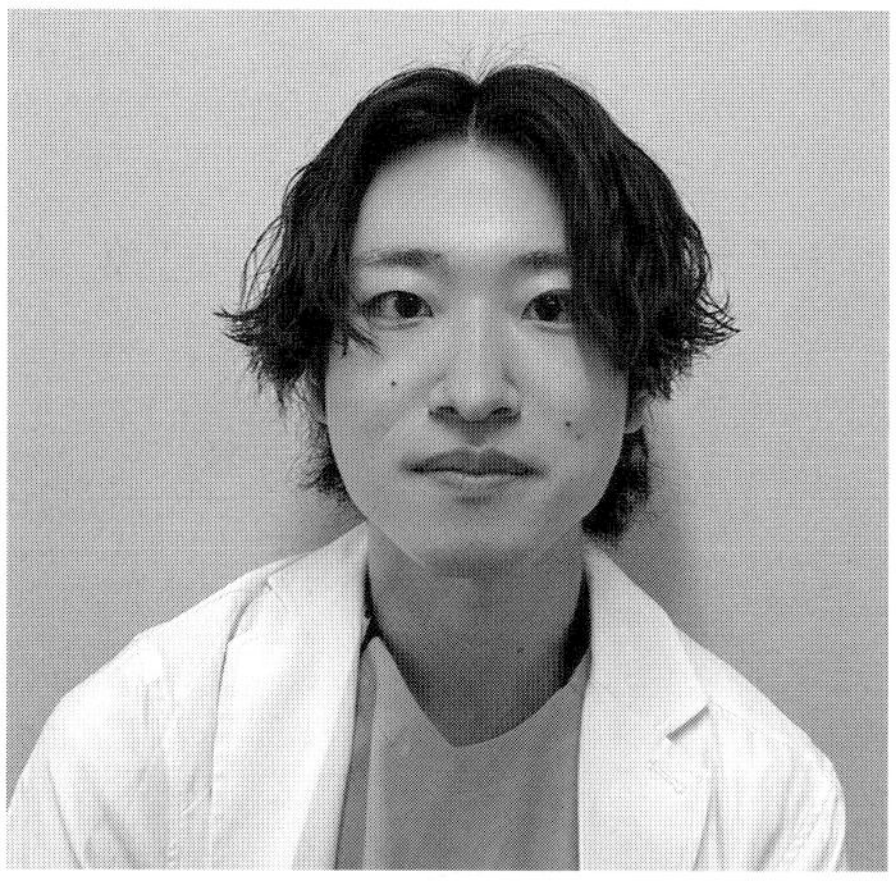

川井 翔氏
聖マリアンナ医科大学病院 栄養部

司会　ヘルスケア・レストラン編集部

制度改革の大きな流れから求められているものを知る

司会　お二人のご所属病院の紹介をお願いします。

土屋　神奈川県座間市に位置する３５２床の二次救急医療機関です。内訳は、一般急性期病棟１３９床、回復期リハビリテーション病棟90床、地域包括ケア病棟45床、療養病棟78床のケアミックスとなっています。当院栄養科には現在、６人の管理栄養士が在籍しています。

川井　神奈川県川崎市に位置する９５５床の三次救急医療機関です。特定機能病院として承認されている当院は、救命救急から難病まで高度な医療を必要とする重症患者を積極的に受け入れています。当院栄養部には現在、35人の管理栄養士が所属しており、私は特定集中治療室の栄養管理を担当しています。

司会　今の病院に着任される前はどのような病院にお勤めでしたか？

土屋　私はグループ法人で５００床規模の三次救急医療機関、１５０～３００床規模の二次救急医療機関に複数勤務し、３年前より現職に就いています。

川井　私は養成校卒業後、精神科を中心とした４００床の慢性期病院に勤務し、その後、約７００床の三次救急医療病院・特定機能病院を経て、昨年現在の病院に入職しました。

司会　そうした病院ではどのような体制で栄養管理と給食管理を行っていましたか？　また、現施設に活かされていることはありますか？

土屋　当院では給食会社に全面委託していますが、以前勤務していた法人では直営の給食管理施設が多かったです。新卒時は１００％厨房業務からのスタートでしたので、限られた時間でも病棟に行けることがうれしく、充実した時間を過ごしました。今の管理栄養士は病棟での栄養管理を希望する傾向が高く、当院でも基本的に各自担当病棟にほぼ常駐させています。近年の診療報酬改定の内容も、病棟で栄養管理をしなければ課金されない構造になっており、遠からずすべての病棟において管理栄養士が常駐する時代となると思います。部門長として私もそうした体制構築に尽力していく所存です。

　では、直営や厨房経験は役に立っていないのかというと、そん

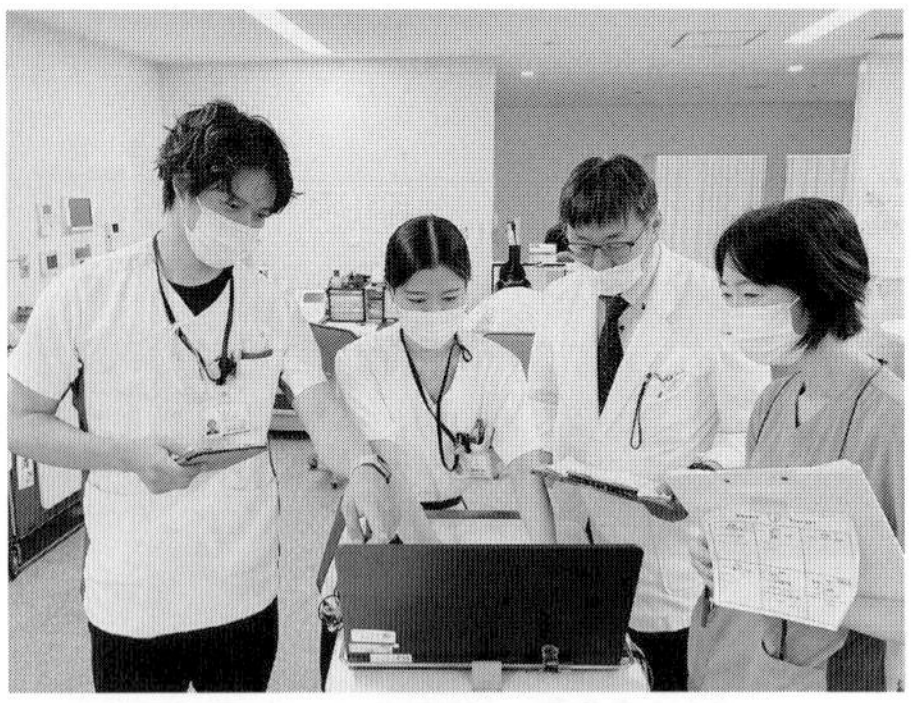

座間総合病院における病棟業務。左が土屋宗周さん、右から2人目が同院歯科口腔外科の石井良昌医長

なことはありません。ミールラウンドや栄養食事指導の際には病院食の工夫を聞かれることが多く、特別食や嚥下調整食について、献立の組み合わせ方や具体的な食事のつくり方を話す際に厨房での経験が大いに役立っています。

私は部門長でもあるため、給食委託会社の管理業務も担っています。給食会社の要望についてどう受け止めればいいのかについても、厨房経験があるからこそ適切に評価が実施でき、相手の気持ちや状況を理解し、良好な関係を構築できていると感じています。

川井　私は慢性期病院の時も三次救急医療機関で働いていた時も病棟業務と厨房業務を兼務していました。当然ですが、厨房業務を兼務していると病棟に出る時間を確保しにくくなります。現在、献立作成などの給食管理は一部直営であるものの厨房業務は全面委託しているので、部門長の理解のもとにほぼ１００％病棟で栄養管理できる恵まれた環境にあります。病棟での栄養管理を少しでも充実させたいと考え、時間をつくって勉強し、病棟に出た時に役立てるようにしていました。

土屋　当院栄養科には大学院卒の管理栄養士が2人在籍しています。彼らはアカデミックな分野に強く、論文の作成やアウトプットにも積極的です。若い管理栄養士が病棟で栄養管理に専念することはもはや当たり前の時代であり、これからは栄養管理のアウトカムを研究として発信していくことが強く求められていると感じます。

前項にも一部紹介されているＨＲトークライブ参加者に対するアンケートで、さまざまな悩みを読みました。「上司に患者さんの栄養改善についての理解がなく、算定することだけを考えている。希望がもてない」「部門としてのビジョンや目標がない。一般部門員は部門経営のために何をすればいいのかわからず、病棟にも出ることができない」など、若手管理栄養士の方々の病棟に出たいけれど上司の理解がなく、どうしたらいいかわからないというお悩みをたくさん拝読しました。

前回の改定では、特定機能病院に限定されていますが入院栄養管理体制加算が新設され、管理栄養士の病棟常駐への道が拓かれました。また、早期栄養介入管理加算の見直し、周術期栄養管理実施加算などは、栄養管理に十分な経験を有する専任の管理栄養士が配置されていることが要件となっています。さらに今回の改定では、入院基本料の要件として、標準的な栄養スクリーニングを含む栄養状態の評価などによる栄養管理体制の基準が設けられています。今年度診療報酬改定のメイントピックでもあるリハビリテーション・栄養・口腔連携体制加算についても、当該病棟に専任の常勤管理栄養士が配置されていることが要件となっています。

上司の意向など、さまざまな理由で病棟に行かせてもらえないという病院はまだまだあるのかもしれません。しかし、こうした制度改革の流れを見ると、「病棟に行きたい」ではなく、もはや管理栄養士は病棟へ行かざるを得ない状況であることが理解できるかと思います。この状況にあっても管理栄養士が病棟で栄養管理をすることなく、調理業務や献立作成、事務所での栄養管理のみに従事しているとすれば、その病院は確実に大きな変革の流れに取り残されることになると思います。

どんな環境でも学ぶことは可能 理想の栄養管理をめざそう

司会　土屋先生の病院では、リハビリテーション・栄養・口腔連携体制加算は算定予定ですか？

土屋　病院・栄養科としては算定をめざしておりますが、リハビリテーション科の施設基準がネックとなっています。本加算の算定ハードルは高く、①入院後48時間以内にＡＤＬ、栄養状態および口腔状態に関する評価を行い、リハビリテーション、栄養管理および口腔管理にかかわる計画の作成および計画に基づく多職種による取り組み（土曜日、日曜日および祝日に行うリハビリテーションを含む）を行う体制の確保、②土日祝における1日当たりの疾患別リハビリテーション料の提供単位数が平日の提供単位数の8割以上であること、③退院または転棟した患者（死亡退院および終末期のがん患者を除く）のうち、退院または転棟時におけるＡＤＬが入院時と比較して低下した患者の割合が3%未満であること、この3点かと思います。

　当院においては、①②③はクリアできているのですが、1病棟につきリハセラピスト2人の専従・専任配置、専従者の1日9単位までの単位制限があり、リハ提供量の減少を理由に算定が検討事項となっております。

　だからといって、この三位一体の取り組みを行わないわけではありません。診療報酬で求められている栄養管理の水準を維持するため、算定の有無にかかわらず、算定条件と同等の栄養管理を実施しています。

川井　今回は診療報酬改定と介護報酬改定のほかに医師の働き方改革もありました。これは診療報酬や介護報酬と表裏一体のものであり、管理栄養士としては、栄養管理に手をとられていた医師の負担を軽減するために、経腸栄養のオーダーの準備や特別食の提案など、栄養管理については管理栄養士に一任できる信頼と体制の構築に努めるべきだと考えています。今の職場は大変恵まれており、特定集中治療室の栄養管理に専念でき、この関係構築に尽力できる環境にあります。

　では、こうした恵まれた環境でなければ、栄養管理ができないのかと問われれば、そうとは思いません。今の病院に来るまで私もなかなか病棟に出ることができませんでしたが、1分でも30秒でも時間を見つけて病棟に上がり、患者さんに接することで大変な充実感を覚えるとともに、そのなかから栄養管理についてのさまざまな課題を見つけていきました。その課題に対して専門書や論文を参考に解決法を考える……。それを繰り返していけば、病棟に常駐できない環境であってもスキルアップすることは可能であると思います。

土屋　そうですね。どんな環境であっても勉強していくことはできるし、学んだことは自分の財産・強みとなります。自分の知識で正しい栄養管理ができると達成感や充実感につながりますし、やらされ感ではなく、興味をもって楽しく学んでもらえたらうれしいですね。また、管理栄養士が1人で頑張っても限界があります。できれば栄養部門で方向性を定めて他部署と連携する。それが難しいのであれば、仲のいい他職種をつくって少しずつ病棟での時間を充実させていく、困った時は専門家に頼る。そういった積み重ねが大切だと思います。

司会　今後の栄養管理において、どんな課題がありますか?

土屋　私は回復期リハビリテーション病棟を担当していますが、回復期ではFIMとQOL向上を重視した栄養管理が重要です。単に必要エネルギー量の充足や体重を増やすことを目的にせず、患者さんの希望や課題を理解したうえで介入していくことを自身の課題としています。長崎リハビリテーション病院のように、医師や看護師、療法士、薬剤師、歯科医師、歯科衛生士、管理栄養士が一つの部署としてそれぞれの専門性から総合的に患者さんのQOLを考えてサポートできる環境も一つの理想だと考えています。このようなよりよい環境づくりは長期的な課題です。

川井　私は臨床現場の管理栄養士ですから、今回の診療報酬改定のようなことがあると、「加算を増やすこと」に意識が向いてしまいやすいです。しかし、それでは栄養管理が単なる作業と化してしまい、本当に意味のある栄養管理にはなりません。「この加算の目的と意義は何なのだろうか?」と常にその加算の根底にある目的と意義を仲間と共有しながら、チームで取り組んでいきたいと思います。

土屋　今はSNSやAIツールなどで、気軽に膨大な情報を入手できる時代です。特に論文の収集や要約は言語問わずに本当に手軽にできるようになりました。学習時間が効率化できる分、ぜひとも川井先生のような取り組みを学会や論文などでアウトプットしていただき、栄養管理の質向上・エビデンスの構築につなげていただきたいと思います。

川井　ありがとうございます。まだまだ遠い将来ですが、栄養管理の成果を管理栄養士がどんどんアウトプットし、その共有化を図り、すべての管理栄養士が同じ方向に向かって歩んでいくことが夢です。それにはまだまだ勉強が足りません。もっと研鑽を積んでいかなければなりませんね。

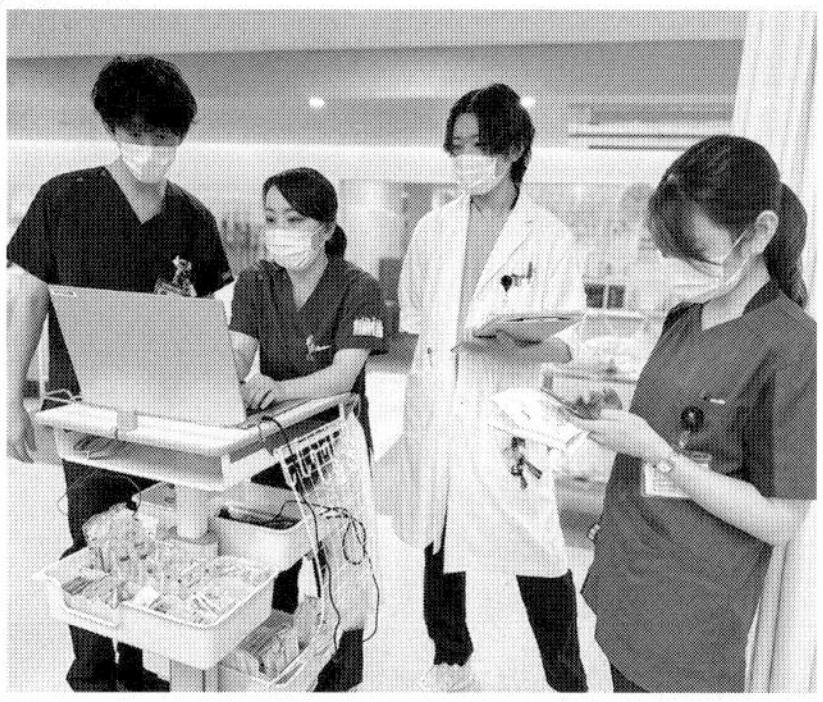
聖マリアンナ医科大学病院における病棟業務。右から2人目が川井翔さん

回復促進・重症化予防も含めて

元気に生きる食支援

『ヘルスケア・レストラン』トークライブは、司会を務めるヘルスケア・レストラン編集長の佐々木が毎回、栄養領域の最前線で活躍されている専門職の方々をお招きし、視聴者の皆さまからチャットで質問をいただき、それに応える形で進行するオンラインのトークライブです。6月13日（木）に開催された『ヘルスケア・レストラン』トークライブ第25弾では、「元気に生きる食支援」をテーマに芳村直美先生をお招きしました。

現在、100歳以上人口は8万6000人を超えており、80・90代の人口も急増している状況にあります。こうした高齢者の多くは低栄養の有リスク者であり、大腿骨頸部骨折や心不全、脳血管疾患、肺炎などの急性イベントの発症が懸念される状態にあります。これらの高齢者の重症化予防は急務であり、そのための有効な対策こそ適切な食支援です。

芳村先生は長年にわたって現在の超高齢社会の到来を見据えながら、高齢者に対する食支援活動を推進されてきました。今回のトークライブでは芳村先生の食支援の取り組みの紹介および食支援の実践におけるさまざまな質問にお答えいただきました。ここではその内容について要約してレポートします。

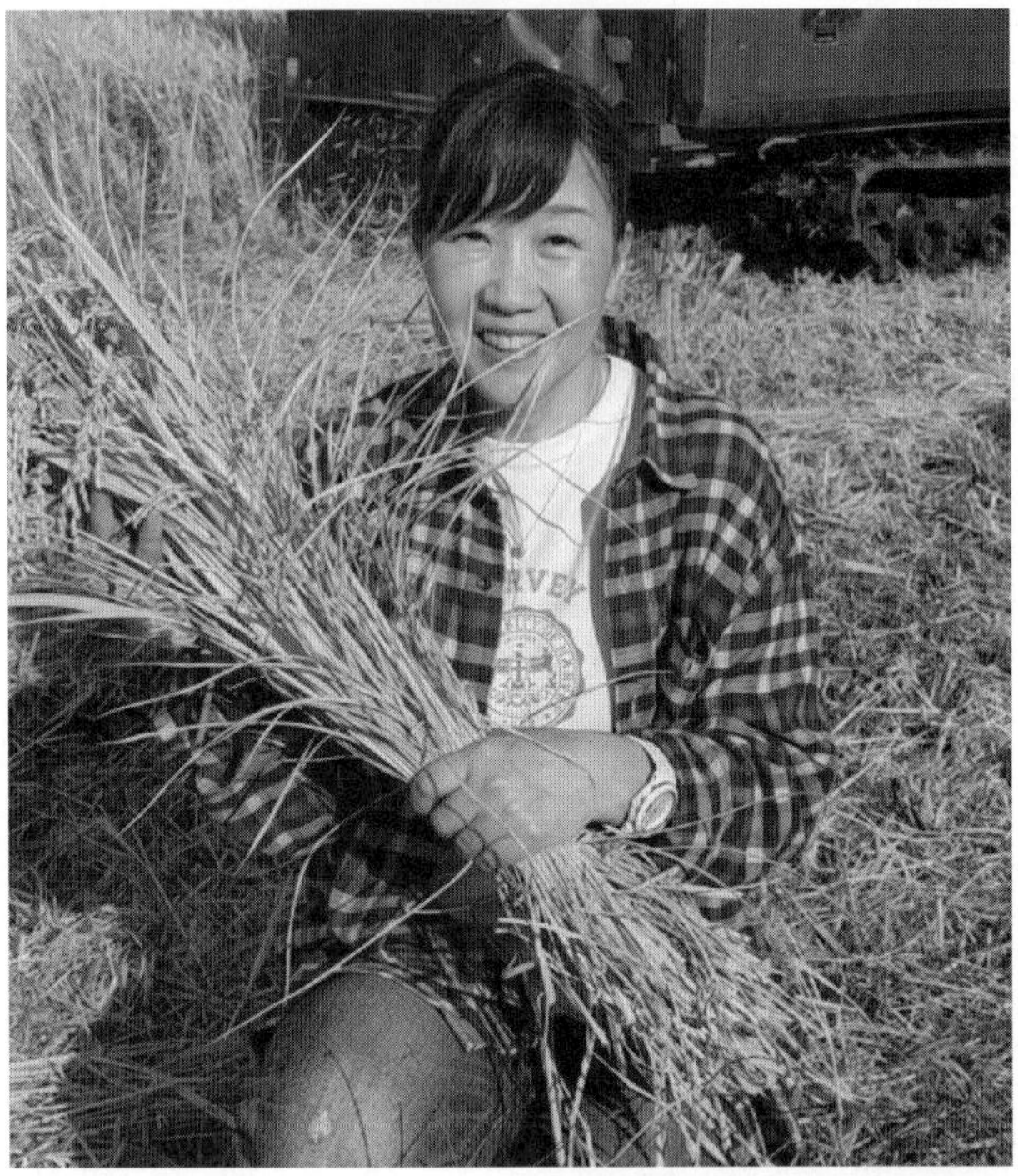

司会
佐々木 修
月刊『ヘルスケア・レストラン』
編集長

回答者
芳村直美氏
特定医療法人 研精会
食支援プロジェクト推進本部長
食プロリーダー
食支援歴25年

体力低下が著しい高齢者の回復のための食支援

司会　芳村先生のご所属先のご紹介をお願いします。

芳村　私が所属する特定医療法人研精会は、65年前に精神科医療からスタートしました。現在、東京さつきホスピタルと稲城台病院をベースにリハビリテーション病院やクリニック、介護老人保健施設、介護付有料老人ホーム、訪問看護ステーション、介護支援サービスセンター、就労支援事業所など、東京都と神奈川県で施設運営をしています。

私はもともと急性期病院に看護師として勤務し、摂食嚥下障害の方々の支援を行っていましたが、「急性期の続きの看護をしたい。暮らしの場の食支援を実現したい」と決意して当法人に入職。2018年に「食支援プロジェクト」を法人本部でスタートさせました。

司会　食支援プロジェクトとは何でしょうか？

芳村　高齢者や障がい者が口から食べる喜びを実感でき、おいしいものを安心して安全に食べられるように支援していくことを目的としたプロジェクトです。

現在、日本では超高齢社会が急

『ヘルスケア・レストラン』
トークライブ第25弾レポート

速に進行しており、１００歳以上人口は８万６０００人超となっています。年齢別要介護認定率は、75歳12・4%、85歳48・1%、90歳72・7%であり、85歳以上の超高齢者の多くは加齢に伴う身体機能低下からフレイル状態にあると考えられます。平均寿命と健康寿命の差は、女性12歳、男性９歳であり、健康寿命を延伸させてこの差を可能なかぎり縮めることが重要なのですが、フレイルや誤嚥性肺炎、窒息、摂食嚥下障害などがそれを阻む要因となっています。食支援プロジェクトは、高齢者や障がい者に対して、「創造」「教育・啓発・発信」「嚥下・栄養サポート」「フレイル予防」「交流・生きがい」という５つの観点から総合的にアプローチして、重症化予防、回復促進、健康寿命の延伸をめざし、超高齢社会の課題解決に向かう取り組みです。この取り組みを私たちは、５スターモデルと呼んでいます(**図1**)。

司会　一口に高齢者と言っても、その状態はさまざまだと思います。個々人の状態に応じてどうアプローチしていますか?

芳村　確かにご高齢者の状態はさまざまであり、高齢者の食事＝嚥下調整食ではありません。私は要介護高齢者の食事を考える際に、４つのタイプに大別しています(**図2**)。Aは健康面を考えた標準的な毎日の食事。Bは病気やケガから回復するための食事。Cは今よりもさらに心も身体も健康で元気になるための食事、Dは命の終わりが近づく人生最期の食事です。このなかで病院や高齢者施設に勤務する専門職が深くかかわるものがBとCだと思います。

　Bの食事の対象者は、体力低下が著しいため、食事は短時間で全量摂取ができる工夫が必要です。疲労せずにエネルギー確保が行えることが最優先であり、少量高エネルギーの食事が理想です。さらに、喉ごしがよく、10分以内で３００～４００㎉を完食可能な食事が望まれます。少ない量でエネルギーを高めるには、お粥に中鎖脂肪酸(MCT)を添加する工夫が手軽で有効です(**図3**)。お粥を例にするとわかりやすいと思います。通常のお粥であれば、１６０ｇ(１００㎉)全量摂取に７分(介助)、40回のストロークが必要で

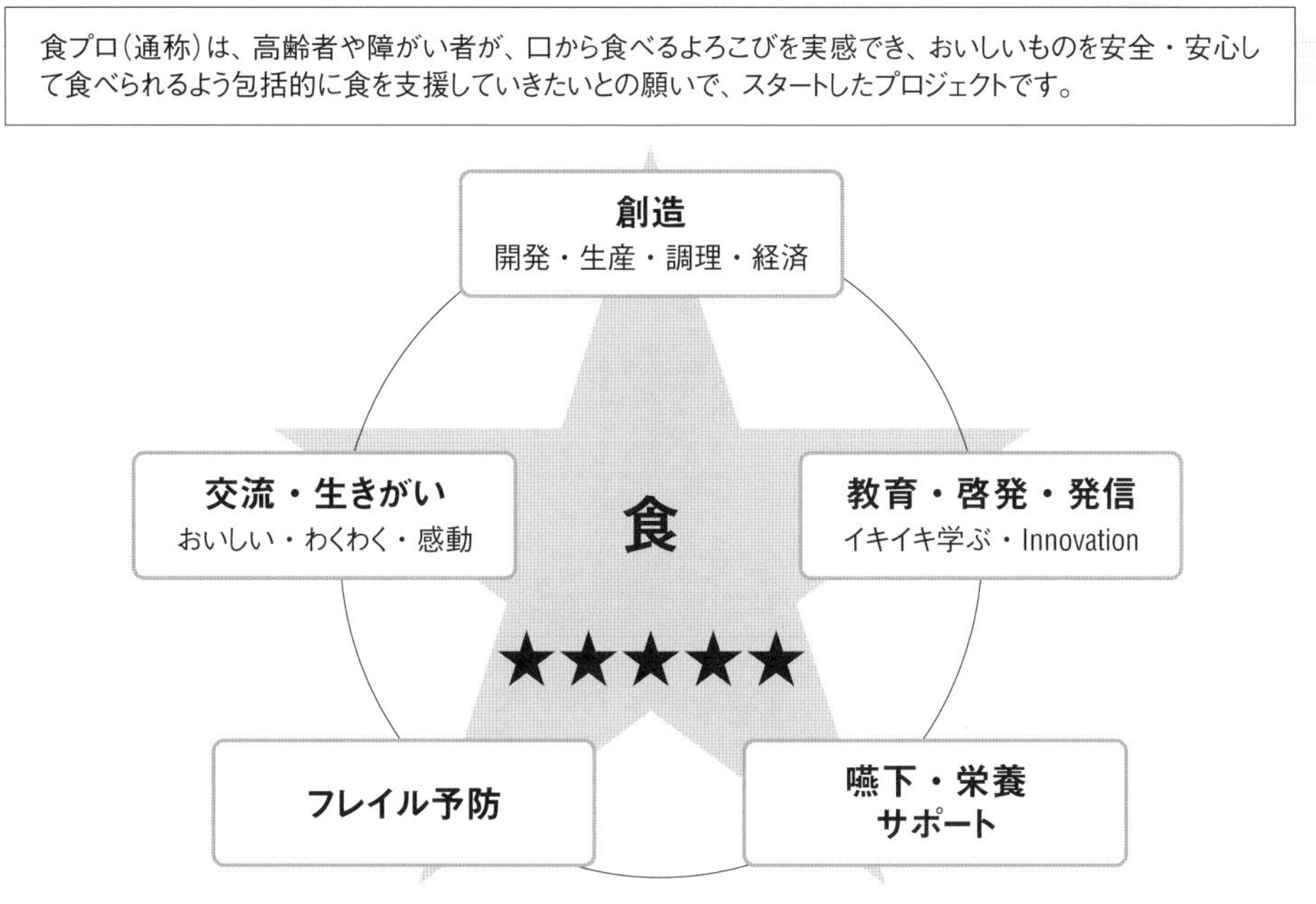

食プロ(通称)は、高齢者や障がい者が、口から食べるよろこびを実感でき、おいしいものを安全・安心して食べられるよう包括的に食を支援していきたいとの願いで、スタートしたプロジェクトです。
創造
開発・生産・調理・経済
交流・生きがい
おいしい・わくわく・感動
食
教育・啓発・発信
イキイキ学ぶ・Innovation
★★★★★
フレイル予防
嚥下・栄養
サポート

図1　食支援プロジェクトとは?

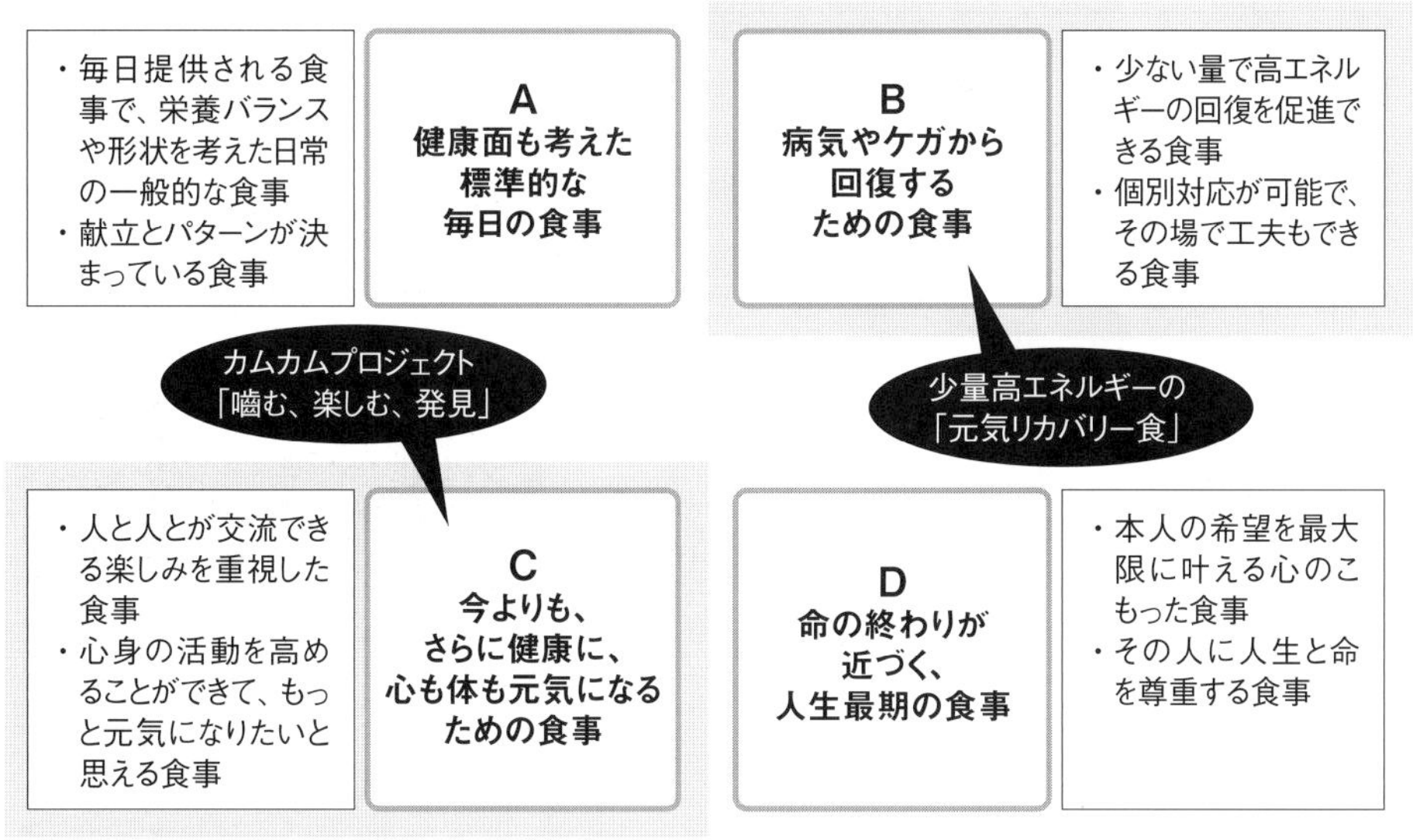

・毎日提供される食事で、栄養バランスや形状を考えた日常の一般的な食事
・献立とパターンが決まっている食事
A
健康面も考えた
標準的な
毎日の食事
B
病気やケガから
回復する
ための食事
・少ない量で高エネルギーの回復を促進できる食事
・個別対応が可能で、その場で工夫もできる食事
カムカムプロジェクト
「噛む、楽しむ、発見」
少量高エネルギーの
「元気リカバリー食」
・人と人とが交流できる楽しみを重視した食事
・心身の活動を高めることができて、もっと元気になりたいと思える食事
C
今よりも、
さらに健康に、
心も体も元気になる
ための食事
D
命の終わりが
近づく、
人生最期の食事
・本人の希望を最大限に叶える心のこもった食事
・その人に人生と命を尊重する食事

図2　要介護高齢者の食事のタイプ4　(Naomi YOSHIMURA, 2024)

すが、MCTを添加すれば100g(100㎉)全量摂取に4分(介助)、25回のストロークに低減できるため、要介護者の疲労軽減につながります。

当法人ではこのタイプの食事に「ナチュレリカバリーミール®」(株式会社天柳)を活用しています。このシリーズのMCTを添加した「おかゆHOTゼリー」(75g=75㎉)を中心に「ごはんのお友ソース」(20g×2=140㎉)、同じくMCT添加のデザート「ソリューション・ミラクル」(30g=140㎉)という組み合わせならば、7分で全量摂取可能(介助)。トータルで355㎉(175g)摂取できます。これを全量摂取できれば、残りの3分を少量高エネルギーな栄養補助食品の摂取に充てれば500㎉以上の摂取が可能となり、1日1500㎉を充足することができます(**図4**)。株式会社天柳は嚥下調整食すべてにMCTを添加しており、さらに素材はすべて自然のものにこだわっているため、味もよく、回復を加速させたい「B：病気やケガから回復するための食事」にはナチュレリカバリーミール®、ソリューション・ミラクルは最適で、栄養の世界に革命を起こすほどのインパクトがあります。

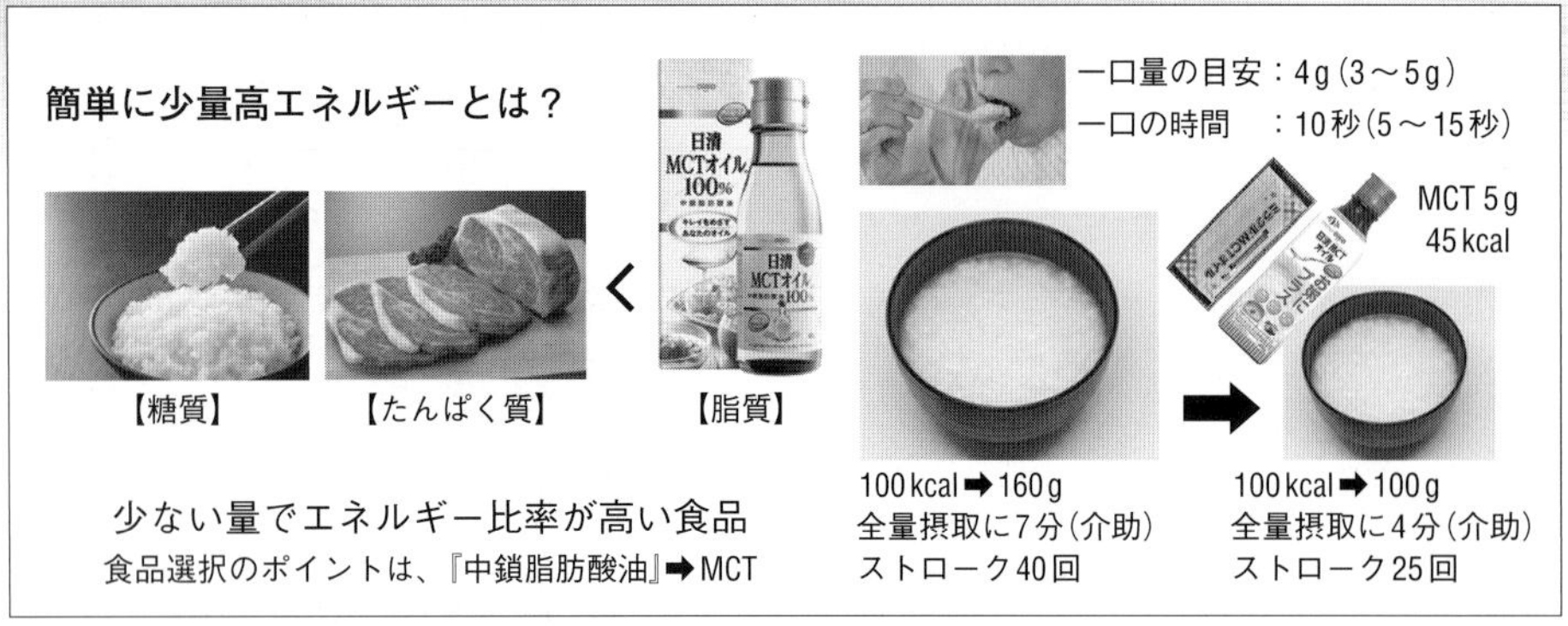
簡単に少量高エネルギーとは？
【糖質】
【たんぱく質】
【脂質】
日清 MCTオイル 100%
少ない量でエネルギー比率が高い食品
食品選択のポイントは、『中鎖脂肪酸油』➡MCT
一口量の目安：4g（3～5g）
一口の時間　：10秒（5～15秒）
MCT 5g
45kcal
100kcal➡160g
全量摂取に7分（介助）
ストローク40回
100kcal➡100g
全量摂取に4分（介助）
ストローク25回

図3　少量高エネルギーの「元気リカバリー食」（10分以内で完食）

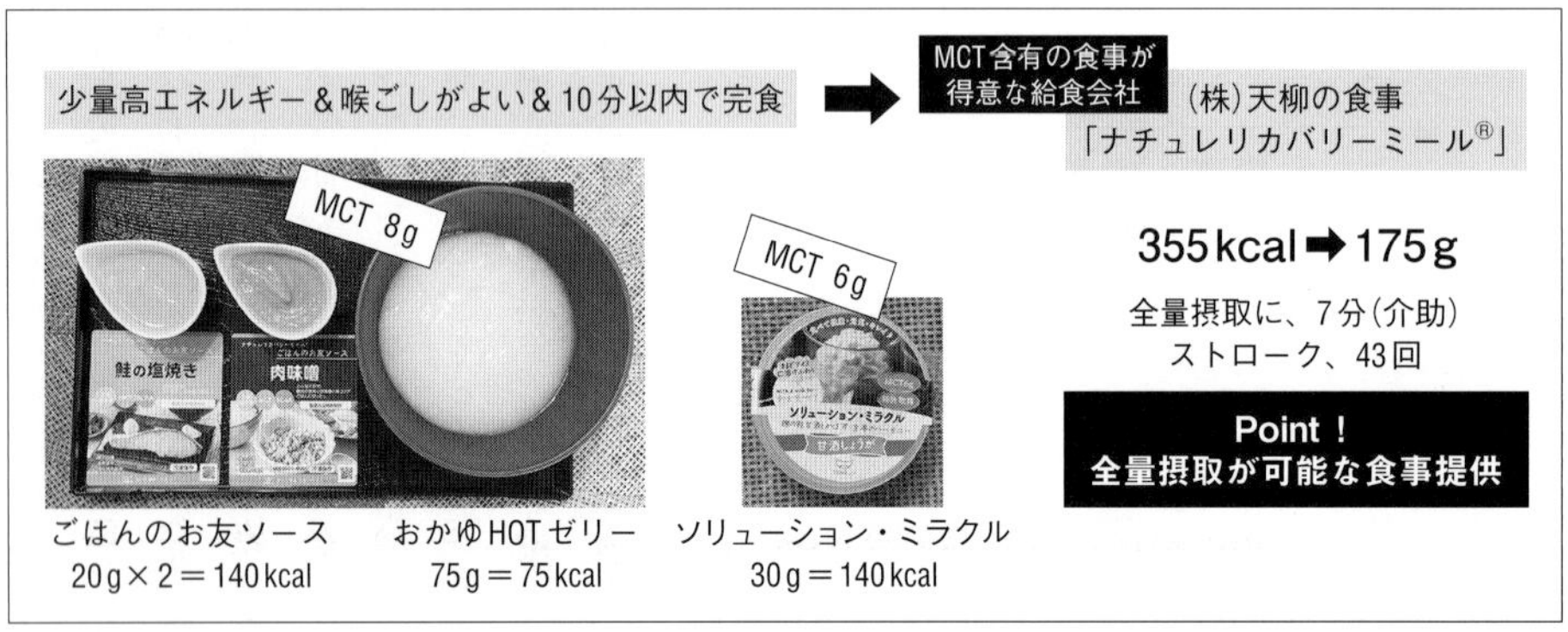

図4　少量高エネルギーの「元気リカバリー食」（メインの食事が完食できたら栄養補助食品を付加する）

生きる喜びにつなぐ機能向上をめざす食支援

一方、Cの食事の対象者は、身体機能の維持・QOLの向上が目的となります。この食事提供のポイントは、「人と人とが交流できる楽しみを重視した食事」「心身の活動を高めることができて、もっと元気になりたいと思える食事」「その場に集うすべての人が楽しめて、おしゃれでおいしくておかわりしたくなる食事」です。これらのポイントを踏まえて食支援プロジェクトでは、当法人の介護付有料老人ホーム(デンマークINN)でカムカムプロジェクトとして、昨年度は月に1回、「カムカムごはんの日」を設けました。このイベントは、噛むことを大切に考え、咀嚼力や嚥下機能に関係なく、参加者全員で楽しむ「元気に生きる食支援」を思い描いた食事会です。主食以外は調理加工済み食品を使用。人手をかけずに手軽に手際よく厨房準備が行えるメリットがあり、昨今の栄養部門人手不足の解決策としても有効です。また〝手づくりすること〟にこだわらず、テーブルセットやわくわくする演出効果(たとえば、竹の皮に包んだおむすび弁当など)を重視しています。カムカムごはんの特徴は、噛む力に応じて主食を選べることと、副菜はどなたにも食べていただける食材を選んで使用していること。ご利用者がお粥からご飯を食べられるようになることをめざしています。メニューの例ですが、和食(**図5**)と洋食(**図6**)を毎月交互に提供しました。いずれも主食に常食のおにぎりやソフトおむすび、「おかゆHOTゼリー」、あるいはクロワッサンやソフトフレンチトースト、「パンがゆムース」(バターソース付き)などを使用し、噛む力に応じてご利用者が好みの主食を食べることが可能となっています。

汁物やスープの例としては、野菜ペーストを使ったスープを紹介します。スープには株式会社まんま農場の「低温スチーム野菜」を使用しています（**図7**）。「低温スチーム野菜」を使用すると、スチームされた野菜素材自体のとろみで飲み込みやすいおいしいスープに仕上がります。増粘剤不使用のためべたつきがなく、生クリームと牛乳を入れるだけと簡単調理。複数の食形態を用意する必要がなく、調理時間短縮につながる優れた献立です。素材による自然なとろみがつくため、増粘剤にかかるコスト削減も可能となります。

デザートは株式会社天柳オリジナルの桜餅のムースなどを使用しています（**図8**）。また、咀嚼機能によっては季節を感じることができる果物も提供しています。なかでもみかんは、柑橘の香りが脳の記憶野を刺激するとされ、手にもって簡単に皮をむくことができる点からも認知症の方の食欲を高める効果が期待できます。みかんをそのまま摂取できない方には、みかんの果肉をくり抜いて絞った果汁でつくった本物のみかんゼリーを提供するなど、本物にこだわった工夫をしています。「C・・今よりもさらに心も身体も健康で元気になるための食事」は、すべて手づくりにこだわるのではなく、調理加工済み食品を適宜利用しながら自分たちのアレンジを加

お粥からご飯が食べられるように ➡ カムカムプロジェクト・・・カムカムの日

和食

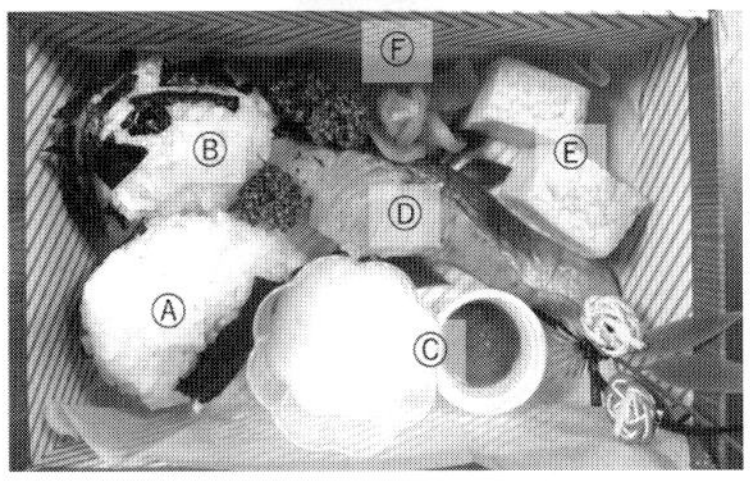

Ⓐ 普通のおむすび（一枚海苔）　Ⓑ ソフトおむすび（刻み海苔）
Ⓒ MCT入りおかゆHOTゼリー＆カレーソース

Ⓓ サケの塩焼き　Ⓔ 卵焼き　Ⓕ 軟らか漬物（壺漬）

【ポイント】
- 主食はⒶⒷⒸの3段階。
- Ⓑは、2.3倍の水にゼラチンを混ぜて炊いた軟々飯。噛みやすさを考慮して刻み海苔を使用。
- Ⓒは、（株）天柳のおかゆHOTゼリー使用。
- ⒹⒺは、刻まなくてもカットのしかたを工夫すれば食べられる見た目とおいしさを考慮。
- Ⓕは、容易に噛める～歯茎で噛めるくらいの硬さで、嗜好と噛むことを楽しめる漬物。

図5　カムカムプロジェクト「噛む、楽しむ、発見」（和食）

お粥からご飯が食べられるように ➡ カムカムプロジェクト・・・カムカムの日

洋食

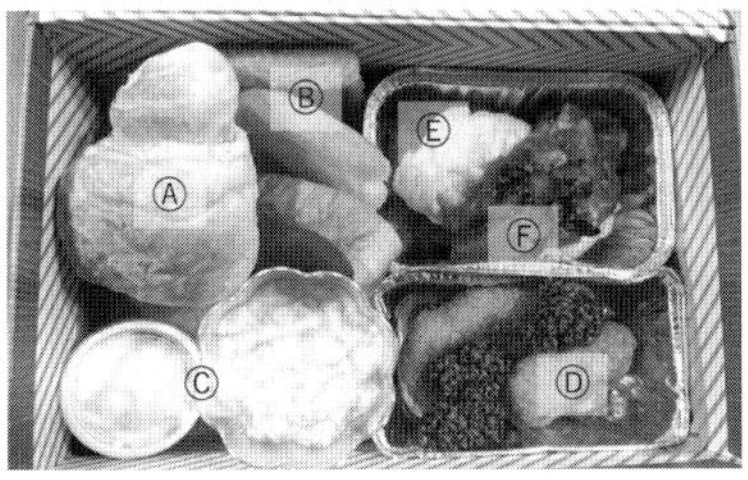

Ⓐ クロワッサン　Ⓑ ソフトフレンチトースト
Ⓒ パンがゆムース＆MCT入バターソース

Ⓓ クリームコロッケ Ⓔ オムレツ Ⓕ ラタトゥイユソース

【ポイント】
- 主食はⒶⒷⒸの3段階。
- Ⓑは、冷凍をスチコンで解凍してふんわり食感、歯茎で噛める硬さ、（株）天柳と食支援プロジェクトで共同開発。
- Ⓒは、（株）天柳のパンがゆムース使用。
- ⒹⒺは、もともと軟らかく刻まなくても食べやすい。おかず選びは見た目とおいしさを考慮。
- Ⓕは、煮込むことで野菜の素材のおいしさと軟らかさを実現。

図6　カムカムプロジェクト「噛む、楽しむ、発見」（洋食）

お粥からご飯が食べられるように ➡ カムカムプロジェクト・・・カムカムの日

まんま農場の野菜ペースト使用
カムカム極上スープ

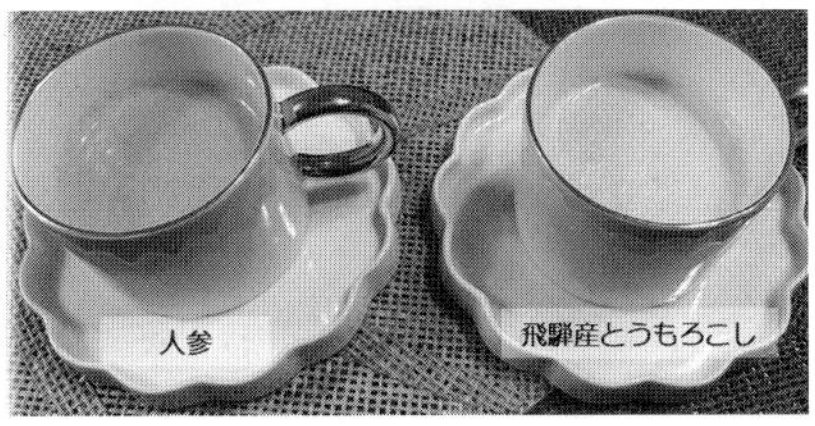

- 増粘剤不使用のため、べたつきがない
- 野菜ペーストの素材自体のとろみで飲み込みやすいおいしいスープ➡無添加
- 生クリームと牛乳を入れるだけの簡単調理
- 食形態を分けた調理が必要ないため、手間が省け、調理時間短縮ができる優れた献立

図7　カムカムプロジェクト「噛む、楽しむ、発見」（極上スープ）

お粥からご飯が食べられるように ➡ カムカムプロジェクト・・・カムカムの日

スイーツ＆フルーツ

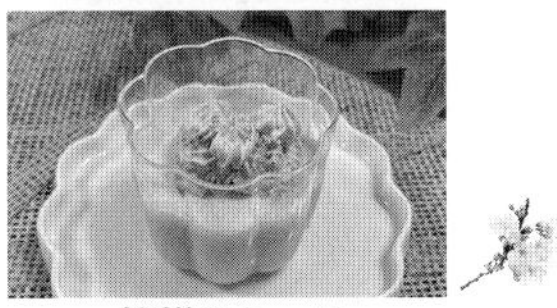

桜餅のムース
- 桜餅をムース状に仕立てた和風おやつ
- 桜餅ムースは冷凍保存で自然解凍のおやつ（株）天柳のオリジナル

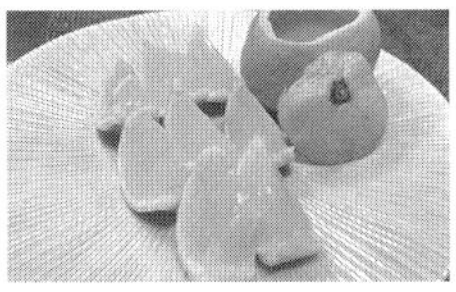

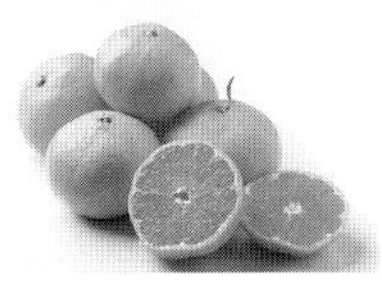

- 果物は季節感を味わうのに最適
- 果物のなかでも“みかん”は、柑橘の香り、手で簡単にむけるhandsフード
- 果汁が多いため嚥下食に不向きと考えずに、みかんをそのまま召し上がれない方には、みかんの果肉をくり抜いた、本物のみかんゼリーがGOOD！

図8　カムカムプロジェクト「噛む、楽しむ、発見」（スイーツ&フルーツ）

えたひと工夫の演出が効果を発揮すると実感しています。

司会　カムカムプロジェクトは認知症の方の周辺症状（BPSD）軽減につなげることもめざしているのですよね。

芳村　そのとおりです。私は冒頭、食支援プロジェクトは5つの観点からの総合的なアプローチだと申し上げましたが、まさに認知症の方こそこの食支援が必要となるのです。認知症の方にとって、入院や施設への入所は日常から異空間への移動であり、今までとまったく異なる環境に置かれることに不安を覚える状態となります。そこでゼリーやペースト食など、食物と認知できないものを提供されても受け付けることは難しいでしょう。可能なかぎり生活の場に近いやすらげる環境を提供し、みかんなどの馴染みのある食物を手にとっていただき、自分の手で皮をむく作業から食べる意欲向上につないでいくことが大切です。

司会　カムカムプロジェクトでは、どのように誤嚥などのリスク管理をされていますか？

芳村　まず、日常的にミールラウンドで食事観察を行い、摂食嚥下障害のリスクがあるかどうかスクリーニングをしています。特に発語がない方、ペースト食の方、食事介助が多い方を重点的に評価します。また、当法人の介護付有料老人ホーム（デンマークＩＮＮ）では、訪問歯科診療を導入しているので、歯科との連携、必要な方には口腔機能を精査しています。

そもそもカムカムプロジェクト自体が食べる力の評価の場でもあり、カムカムごはんの日にはご利用者それぞれに食支援プロジェクトの食支援専任看護師や管理栄養士、介護士などの多職種が役割分担をし、セーフティー強化をしながら食べる力について詳細に評価しています。

一般的には介護付有料老人ホームは嚥下機能評価を担える人材が少ないのが現状です。だからこそ、カムカムのような取り組みが求められていると思います。当法人の介護付有料老人ホームでは、食支援プロジェクトの看護師が普段の食と生活をサポートしながら、月に1回、カムカムごはんの日に食べる力を皆で評価し、その情報を施設全体で共有することで誤嚥などのリスク管理とＱＯＬ向上につなげています。

司会　食支援プロジェクト始動から7年。今までどんなご苦労がありましたか？

芳村　図9に食支援プロジェクトのこれまでの歩みを示しました。プロジェクト始動当初、まず苦労したのは運営資金です。ゼロからのスタートですから、とろみ調整食品を法人内で統一化し、とろみの使用量も標準化することで無駄をなくし、経費削減で運営資金を貯めました。手づくりゼリーを廃止して、手間を減らし人件費を抑え、摂食機能療法を算定したことも運営資金獲得につながりました。

翌年、稲城台病院に食支援センターを開設し、法人栄養科を大改革。株式会社天柳の調理済み食品を一気に導入し、前述した「ナチュレリカバリーミール®」などの完全調理済み食品に切り替えたことで、厨房業務を効率化、管理栄養士を病棟に配置できました。さらに24年4月には東京さつきホスピタルにも食支援センターを開設。カムカムプロジェクトを通して介護付有料老人ホームの食支援充実を図るとともに、訪問栄養食事指導や訪問歯科嚥下サポートを開始し、社会課題の解決をめざし地域へ食支援プロジェクトを広げています。

東京さつきホスピタルの初代食支援センター長に就任したのは、食支援の志をもった管理栄養士です。これからは管理栄養士が栄養管理の面から法人や施設の経営を担っていく時代になります。

まだまだ食支援プロジェクトは走り始めたばかりなので、これからがおもしろくなります。元気に生きる食支援で超高齢社会の課題解決を一緒にめざして、管理栄養士の皆さんにはこの意義を理解していただき、積極的に参画していただきたいと思います。

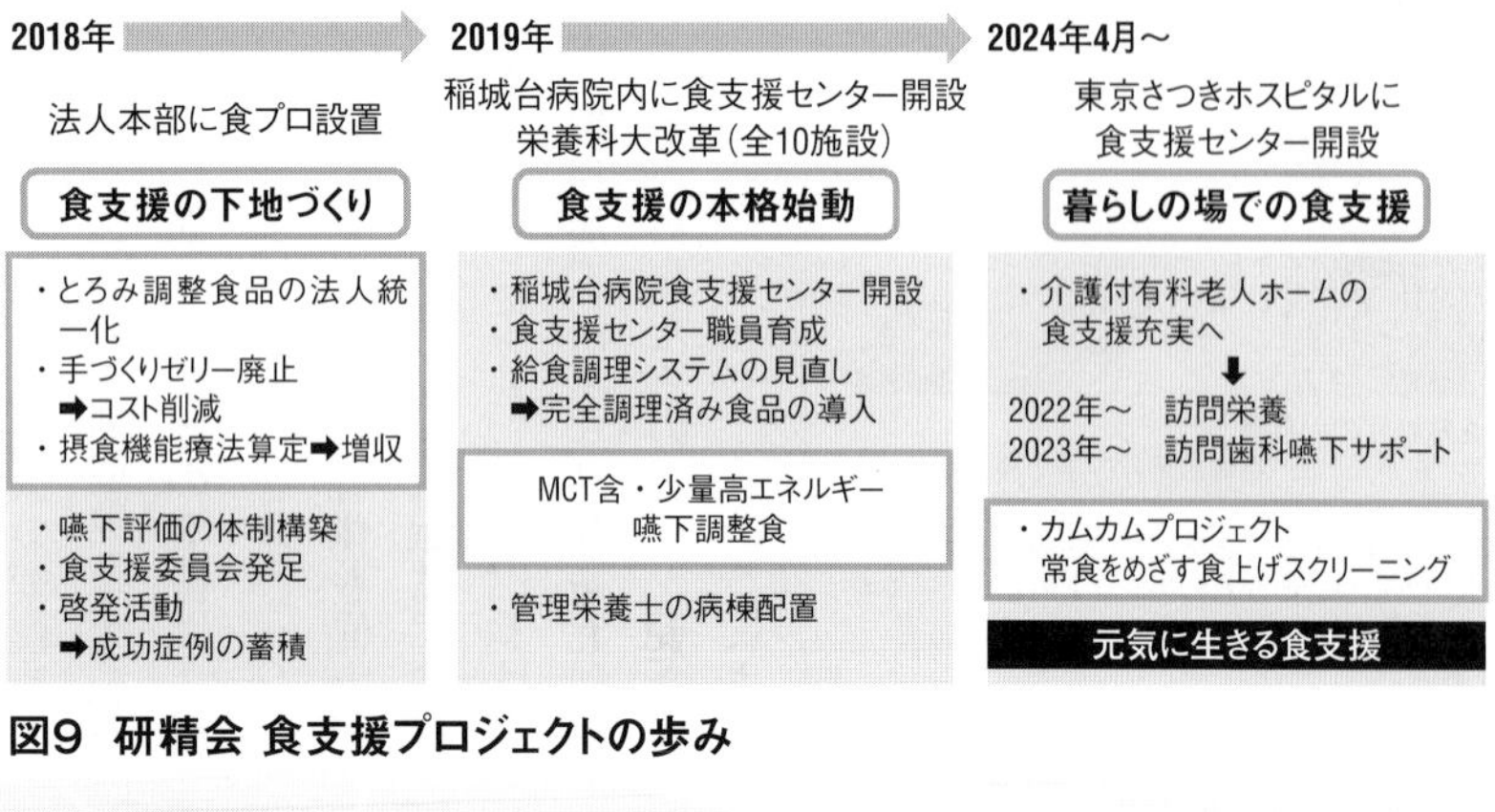

図9　研精会 食支援プロジェクトの歩み

一般社団法人
日本介護福祉経営人材教育協会

第9回

私たちだから伝えられることがある

「介護福祉のみらい」作文コンクール

一人ひとりの想いが、介護福祉の新たな未来を創ります。
これからの社会を担うみなさんの声を届けてください。

【募集期間】
2024年 6月3日（月）～9月9日（月）

【対象】
★中学生
★高校生

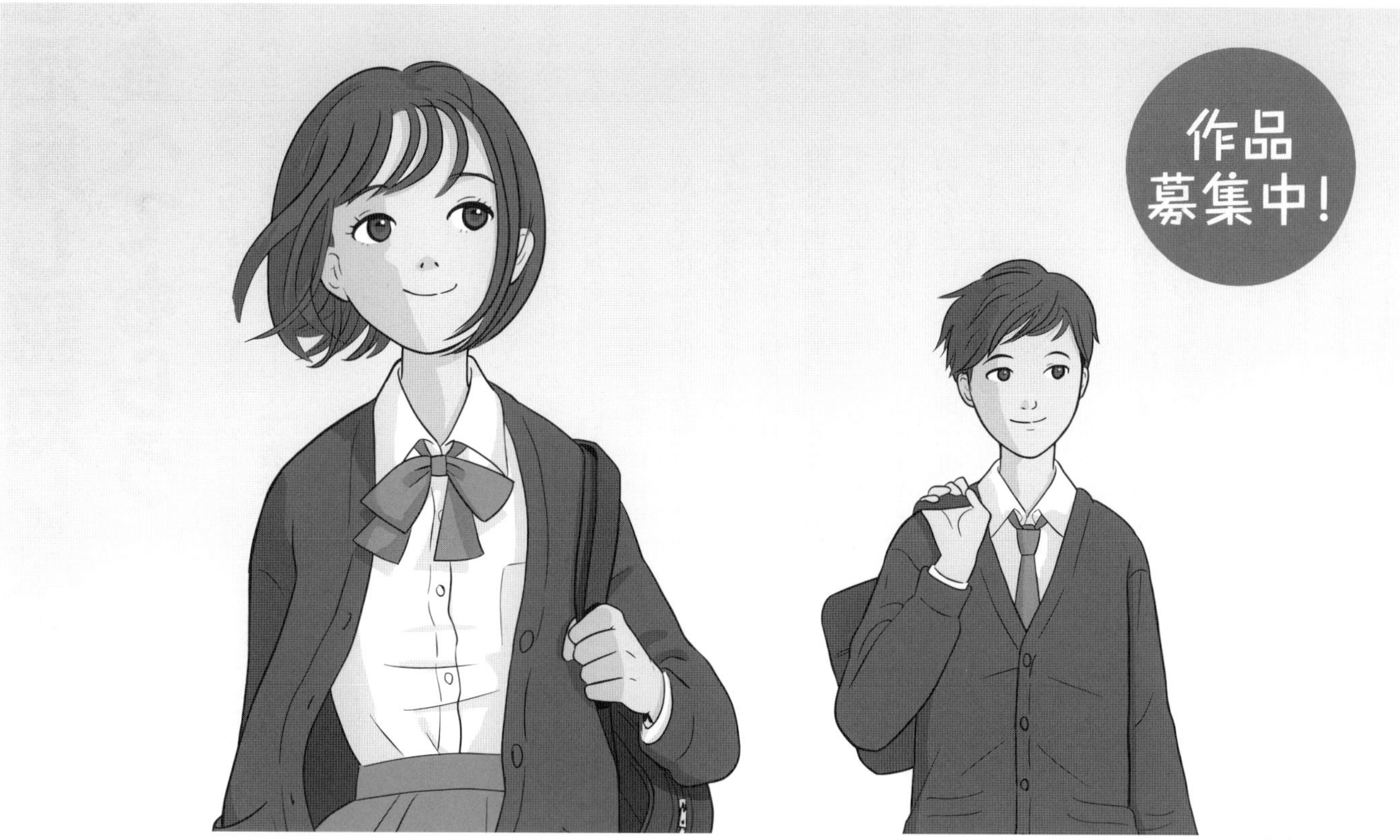

©KOPPA.adobe.com

【お問い合わせ・お送り先】
一般社団法人 日本介護福祉経営人材教育協会「『介護福祉のみらい』作文コンクール」事務局
〒104-0032　東京都中央区八丁堀3-20-5　S-GATE八丁堀 9階
メールアドレス：kaigo_sakubun2024@nkfk.jp
TEL.03-3553-2896（平日のみ　10：00～12：00、14：00～17：00）

「介護福祉のみらい」
作文コンクール　検索

熊リハパワーライス®を活用し認知レベルを改善
普通の食事をおいしく食べてもらう

中鎖脂肪酸油（MCT）を添加した熊リハパワーライス®を提供し、栄養改善に努めている熊本リハビリテーション病院。管理栄養士の嶋津小百合さんに熊リハパワーライス®がもたらすアウトカムとして栄養改善はもちろん、認知レベルの向上にどう寄与するのかうかがった。

嶋津小百合さん
社会医療法人 令和会 熊本リハビリテーション病院
サルコペニア・低栄養研究センター 副センター長

嚥下障害患者の低栄養予防 不足エネルギーをMCTで補う

熊本空港のほど近くに位置する熊本リハビリテーション病院。同院は急性期90床、回復期リハビリテーション（入院料1）135床を擁し、在宅復帰を主たる目標に入院患者の機能回復に尽力している。

「当院は急性期病院で治療を受けた方が在宅へ帰るためのリハビリを行う目的で入院されるリハビリテーション専門病院です。患者さんの内訳は運動器疾患55％、脳血管疾患が25～30％、残りが廃用症候群となります」と語る嶋津小百合さん。こうした患者の約60％にサルコペニアが、半数以上に低栄養が認められるという。そうした患者に対し、嶋津さんら管理栄養士は入院時にGLIM基準で低栄養診断を行い、重症度に応じて栄養管理計画を策定。在宅復帰や高齢者施設へ入所などのリハビリテーション計画の目標に合わせて、栄養管理でリハビリテーションの進捗をサポートしている。

「脳血管疾患の患者さんの場合、25～30％に摂食嚥下障害が認められます。こうした患者さんにおいては、誤嚥性肺炎のリスク管理のため、嚥下調整食を提供します。しかし、嚥下調整食のなかでも2レベルでは加水してミキサーにかけて物性を調整するため、どうしても栄養価が低減します。その対策として当院では2010年くらいから熊リハパワーライス®を使った栄養管理を行っています」

熊リハパワーライス®とは、軟飯（二度炊き）のライスにMCTオイルとMCTパウダー、プロテインパウダーを混ぜて栄養価を高めたもの。高齢者はどうしてもおかずを残しがちだが、主食のご飯は比較的摂取量が多い。そこに着目し、主食の栄養価を高めることで不足する栄養量を補いやすいという。

熊リハパワーライス®に使用するMCTは一般的な食用油に含まれる長鎖脂肪酸に比べて脂肪酸の分子が約半分と短く、リンパ管を介せず門脈から肝臓へと運ばれてすぐにエネルギーとして分解されやすい特徴がある。エネルギーを高めるだけでなく、即効性のエネルギー源としての働きが期待できるため、軟飯に添加しているという。

GLIM基準やMCTを活用し 三位一体の取り組みを推進する

10年以上にわたって熊リハパワーライス®を提供してきた嶋津さん。これを摂取する患者の多くに食欲向上や栄養状態・ADLの改善が認められた。そのほかにも会話が多くなったり、表情が明るくなったりすることを多々経験してきたという。「先行研究でMCTと認知機能の関連を示唆したものがあったことから、熊リハパワー

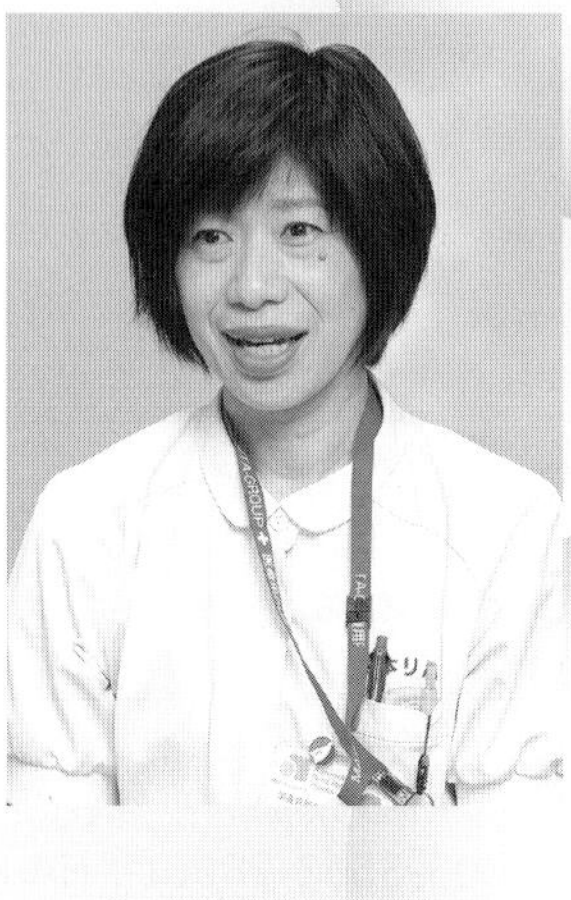

表1　研究の背景

MCT摂取の臨床的特性

- ✓ エネルギー源として**即効性**がある
- ✓ 代謝においても長鎖脂肪（LCT）と比較して**4～5倍**速く燃焼（分解）
- ✓ 中鎖脂肪酸は代謝され**ケトン体**となり骨格筋や脳のエネルギーに利用
- ✓ 活性化**グレリン**の上昇により摂食促進作用、成長ホルモン分泌促進作用
- ✓ **筋肉増加**、体重増加、心血管保護作用、抗炎症作用など多彩な生理活性

Shinji Watanabe, et al. *Frontiers in Nutrition* 2022

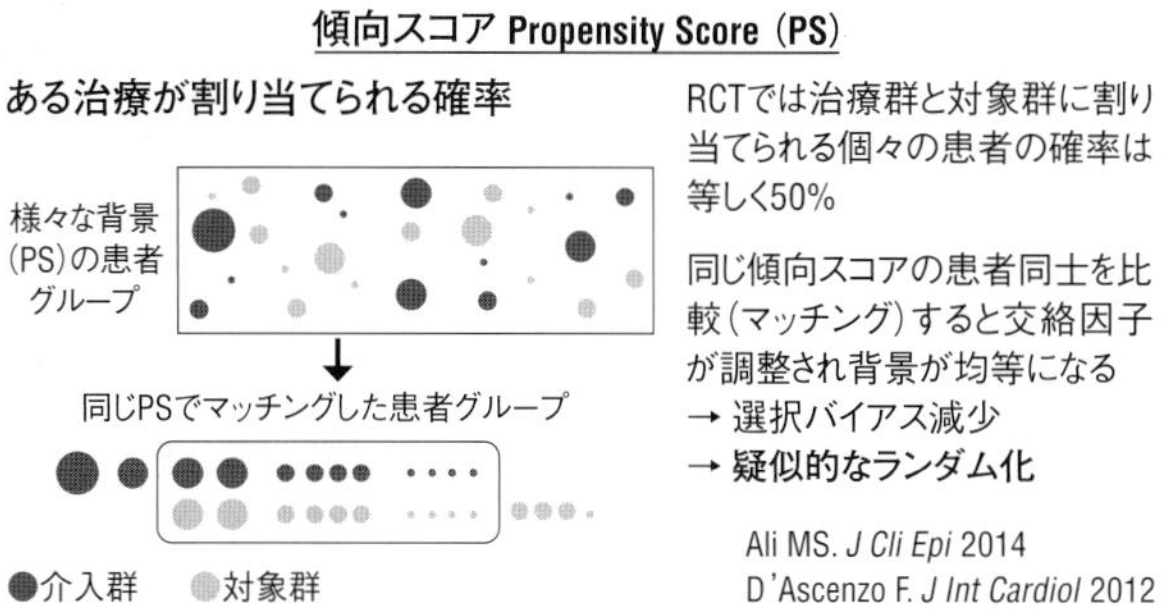

傾向スコア Propensity Score (PS)
ある治療が割り当てられる確率
様々な背景(PS)の患者グループ
同じPSでマッチングした患者グループ
●介入群　●対象群
RCTでは治療群と対象群に割り当てられる個々の患者の確率は等しく50%
同じ傾向スコアの患者同士を比較(マッチング)すると交絡因子が調整され背景が均等になる
→ 選択バイアス減少
Ali MS. *J Cli Epi* 2014
D'Ascenzo F. *J Int Cardiol* 2012

図1　傾向スコアを用いた統計解析方法

方法① 傾向スコアを用いたペアマッチングによる疑似ランダム化比較

アウトカム	MCT未使用(N＝107)	MCT使用(N＝107)	P-value
退院時FIM認知 [a] Median [IQR] Mean (SD)	24 [19, 29] 22 (4.1)	24 [19, 31] 24 (5.2)	0.080 0.055
FIM認知利得 [a] Median [IQR] Mean (SD)	8 [5, 12] 8 (3.1)	9 [5, 15] 10 (3.5)	**0.002** **0.019**
退院時FIM運動 [a]	59 [36, 77]	56 [31, 79]	0.101
退院時FILS [b]	10 [9, 10]	10 [9, 10]	0.198

[a] ANCOVA (共変量は入院時の各変数)　[b] Mann-Whitney test

図2　結果1：アウトカムの2群間比較

方法② アウトカムの交絡因子を調整した多重線形回帰分析

主要アウトカム

	退院時FIM認知			FIM認知利得		
	B (95% CI)	β	P value	B (95% CI)	β	P value
MCT	2.241 (0.881, 3.601)	**0.134**	**0.001**	2.241 (0.881, 3.601)	**0.181**	**0.001**

副次アウトカム

	退院時FIM運動			退院時FILS		
	B (95% CI)	β	P value	B (95% CI)	β	P value
MCT	5.805 (2.015, 9.596)	**0.106**	**0.003**	0.963 (0.532, 1.393)	**0.200**	**<0.001**

共変量：年齢、性別、FIM運動、FIM認知、脳卒中型、脳卒中歴、mRs CCI、FILS、BRS、MNA-SF、入院期間、リハ単位

図3　結果2：多重線形回帰分析(using crude population)

表2 Research Question

Patient：	認知レベルの低下した脳卒中患者
Exposure：	入院中にMCT強化ライスを摂取すると
Comparison：	入院中にMCT強化ライスを摂取しない場合と比べ
Outcome：	退院時の認知レベルが改善
Design：	後ろ向きコホート研究

1 傾向スコアを用いた疑似ランダム化比較　2 交絡因子を調整した多変量解析

ライス®に含まれるMCTによって認知レベルが改善しているのだとすれば、それを解明すれば栄養管理にとって大きなメリットになる」と嶋津さんは考えた。本研究の背景は**表1**。Clinical Questionは「脳卒中患者のMCT摂取で認知レベルは改善するか?」とし、本研究のResearch Questionを**表2**とした。対象は15～22年の8年間、同院回復期リハビリテーション病棟に連続入院したすべての脳卒中患者のうち、入院時に認知レベル低下と評価した患者。認知レベルの判断基準は、理解・表出・社会的交流・問題解決・記憶の5項目からなるFIM認知基準で評価し、23以下だった患者とした。本研究で用いた統計解析方法は2つ。1つ目は傾向スコア(PS、**図1**)を用いたペアマッチングだ。これは熊リハパワーライス®提供に対する適応交絡を調整するためまず、年齢、性別、脳卒中タイプ、脳卒中既往、発症からの日数、併存疾患重症度、発症前自立度、FIM運動、FIM認知、栄養状態(MNA®-SF)、薬剤数、嚥下レベル(FILS)、BMI、骨格筋量指数(SMI)、摂取熱量、摂取たんぱく質の変数を用いてPSを算出する。そして、0・05以内の差で1：1にてマッチングしてMCT使用群とMCT未使用群を疑似ランダム化する。

2つ目はMCT摂取の有無とアウトカムの多重線形回帰分析。熊リハパワーライス®とアウトカム(FIM認知、FIM認知利得、FIM運動、FILS)との関連について解析した。

結果、PSを用いたペアマッチングによる疑似ランダム化比較では、FIM認知利得において、MCT使用群が有意に改善したことがわかった(**図2**)。また、2つ目の多重線形回帰分析では、退院時FIM認知とFIM認知利得、退院時FIM運動、退院時FILSにおいて、MCT使用群が有意に改善したことがわかった(**図3**)。

「以上から脳卒中患者において、MCTを用いた栄養管理は認知レベルが改善する可能性が示唆されました」

今回の結果から嶋津さんは、MCTを用いた栄養管理によって全身の栄養状態が改善し、リハビリテーションが進捗してADLが向上。食欲が増進してさらに栄養状態が改善するという好循環のなかで認知レベルが改善したのは、運動と栄養のコラボレーションの影響も大きいと考えている。アルツハイマー型認知症への関与や高齢者施設における軽度認知障害者の改善効果などの報告からもMCTが関与しているのではとも考えられる。

「当院が提供している熊リハパワーライス®は、常食を摂取できない方や低栄養状態の方の栄養状態を改善させ、常食に近い形態にステップアップしてもらうためのツールと考えています」と嶋津さん。GLIM基準で重症と診断された患者に対し、リハビリテーションでADLを高め、常食に近い食形態をしっかりと食べることができる口づくりを進めていくこと。いわば、リハビリテーション・栄養・口腔を一連の流れとしてマネジメントしていくことが管理栄養士として求められている使命だと語る。

「常食、もしくはそれに近い形態の食事の摂取が可能になれば、在宅復帰も容易になり、高齢者施設の受け入れもよくなります。なにより、患者さんの生きる意欲が高まります。私たちはこの目標に向かってGLIM基準やMCTを活用しつつ、三位一体の取り組みを推進していかなくてはなりません」

※本記事は、第39回日本臨床栄養代謝学会学術集会で発表されたフェローシップ応募セッションの内容をもとに構成しました

Zoom up 養成校レポート

学生が支える地域貢献事業の推進 実践のなかで理想の管理栄養士をめざす

「正念」と「行学一如」を建学の精神とする駒沢女子大学。その精神どおり、教育においては常に実践に重きを置いている。ここでは同学園における地域連携の要である健康栄養相談室を中心に実践教育の内容を紹介する。

駒沢女子大学（東京都稲城市）

「かんたま」(管理栄養士の卵)が地域貢献事業で活躍

「まずは各栄養剤の成分を確認してください。そのあと、試食や試飲をして、最後に成分や特徴を調べて手元のシートに記入してください」

広い教室のなか、工藤美香教授の声が響き渡る。学生たちは5人ほどが1グループとなり、机の上に広げられた経腸栄養剤や栄養補助商品を手に取って成分表の確認を始めた。

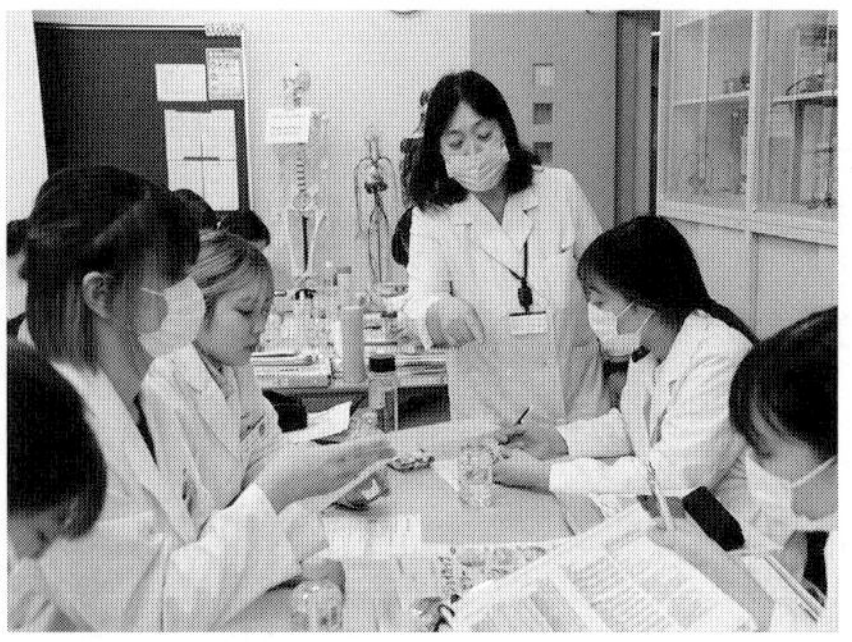

工藤美香教授の指導のもと、経腸栄養剤や栄養補助食品を使った臨床栄養学の授業が行われた

経腸栄養剤や栄養補助食品を実際に試食して、その成分を調べる授業をほかの学校で見ることはあまりない。工藤教授はこの取り組みについて、「学生たちが卒業後、どんな職場に就いても即戦力として通用するように実践的に学べる授業に取り組んでいます」と語る。

東京都稲城市の緑豊かな丘陵に位置する駒沢女子大学。1927年に開学した同学園は、道元禅師の「正念」(坐禅で物事を正しく見つめてとらえていくこと)と「行学一如」(実践と学習を一体化させること)を建学の精神としている。工藤教授の実践的に学ぶ取り組みは、この建学の精神に一致したものとなっている。

さらにこの実践的な教育は学内のみならず、学外へも活動の幅を広げている。その最たるものが2014年、学内に設立した健康栄養相談室だ。

「この相談室は本学園が地域貢献事業として位置づけているものです。20年からは全国でも数少ない大学併設の認定栄養ケア・ステーションとして、健康づくり事業、高齢者のフレイル予防教室、親子向けの食育事業など、幅広い年代に向けて活動しています」と工藤教授。現在、東京都や稲城市と連携して食育・子育て支援事業、健康フォローアップ事業、高齢者・療養者栄養ケア事業(介護予防教室、訪問型サービスC)、健康づくり事業、生活習慣病重症化予防事業を展開・実施し、地域包括ケアシステム構築実現に寄与している。

「こうした事業には1年生から4年生までの本学園健康栄養学科の学生も有志で参加しています。この管理栄養士の卵たちは『かんたま』と命名され、教員らと一緒に活動しています。参加者の身体計測や栄養講話などに取り組み、『かんたま』たちにとってまたとない実践教育の場になっています」

管理栄養士養成課程における必修の臨地実習期間は、わずか4週間。患者の栄養管理や高齢者に対する栄養ケアを担っていく専門職としてあまりに短い。そのため、こうした事業に参画し、実際に高齢者や食育事業に参加している親子、生活習慣病予防事業に参加している中高年などと接し、会話することでコミュニケーション能力などの実践力を養成することにつながる。これは「かんたま」にとって管理栄養士として成長していく過程で大切なステップになるという。

「自ら積極的に会話する学生もいますし、どう話しかけていいか戸惑う学生もいます。学生たちの対

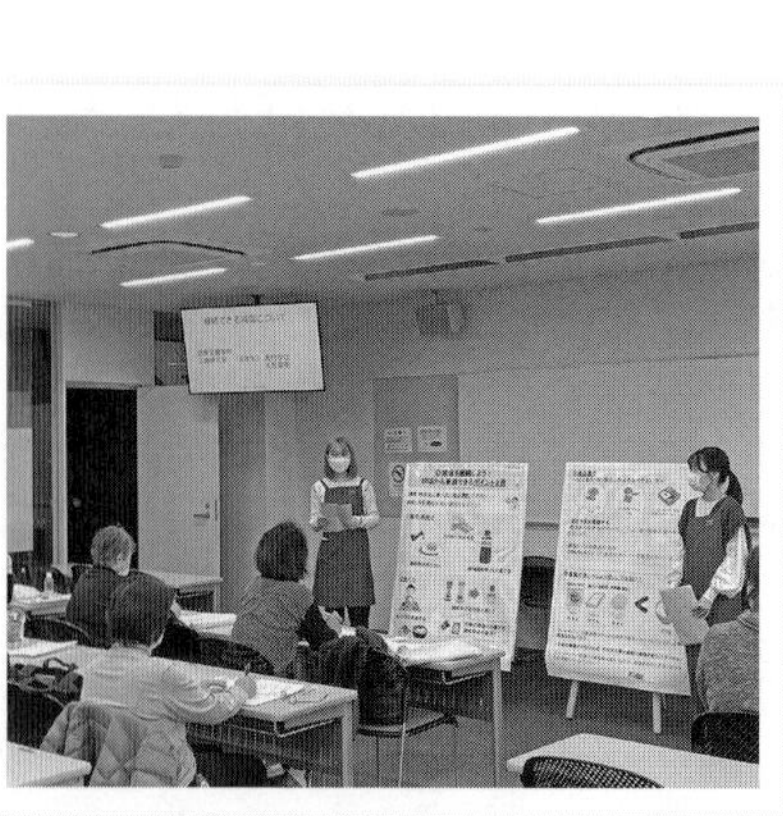

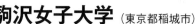

「かんたま」による健康づくり事業での減塩講座

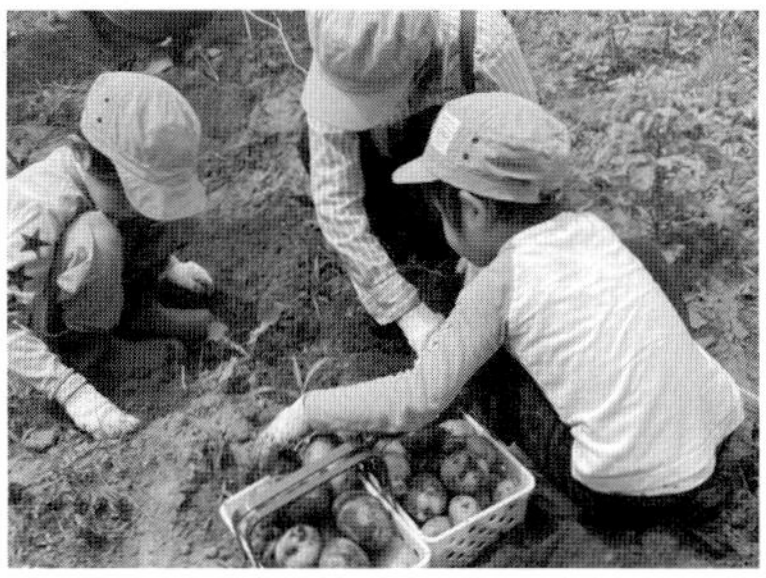

親子向けの食育事業で実施した親子じゃがいも掘り

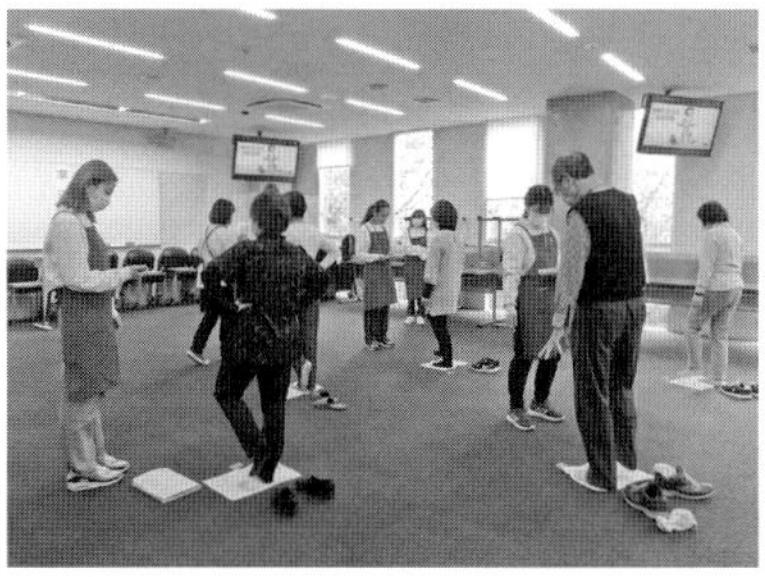

健康フォローアップ事業での開眼片足立ちによるバランス測定

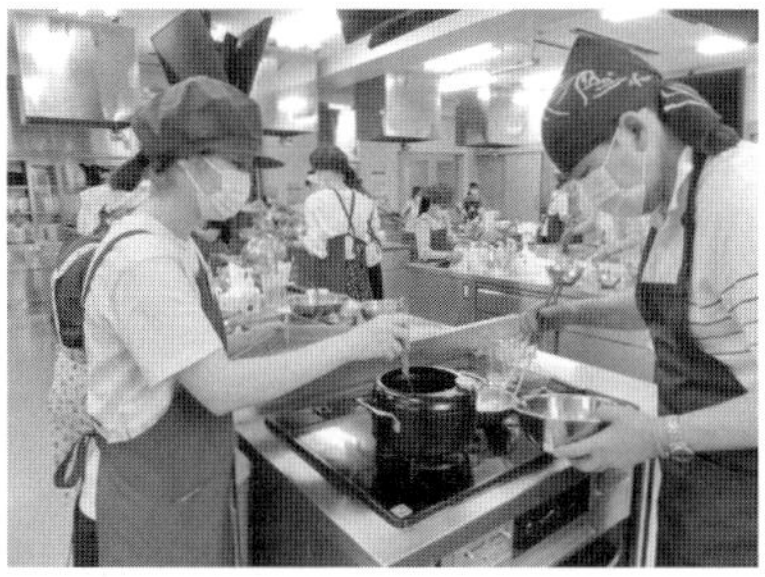

健康づくり事業で取り組んでいる健康料理教室

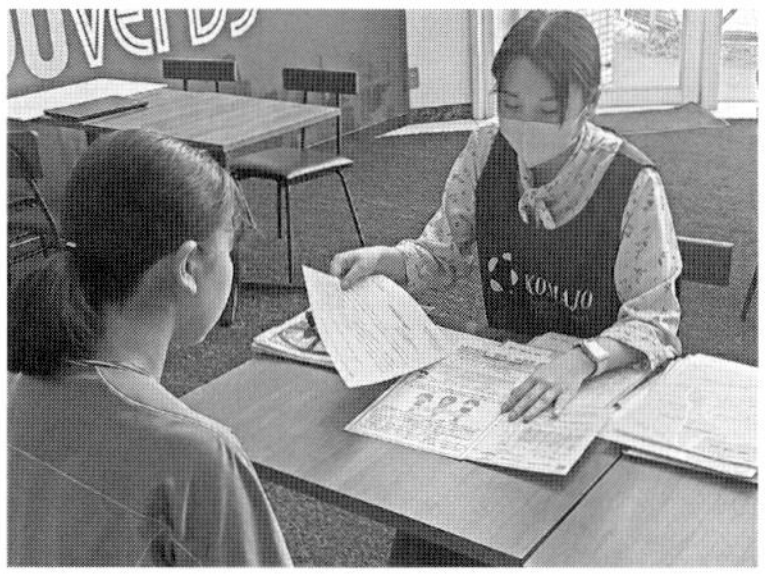

健康栄養学科の学生による女子アスリートへ「アスリート栄養サポートプロジェクト」を実践

応はさまざまですが、私たち教員が学生と利用者の橋渡しとなって、スムーズな会話につながるように努めています。一度、会話のコツを掴んでしまえば、皆楽しく会話するようになります。このコミュニケーション能力の実践が臨床現場のみならず、教育現場や企業の営業先など、さまざまな場面で役立つのです」

こうした事業には「かんたま」のほか、同学園の卒業生も健康栄養相談室の登録管理栄養士として参画している。ほかにも卒業生は在学生のために病院や高齢者施設での働き方をレクチャーしたり、就職活動のアドバイスをしたりなど、さまざまな形で在学生をサポートしているという。また、年に1回、在学生と卒業生との交流会も開催。そこでは実際の職場でのリアルな勤務状況についての情報交換などが行われる。さらに卒業後、高齢者施設に入職したものの一人職場で業務を回せないという卒業生もいる。そうした卒業生に対して健康栄養学科の教員が親身に相談に乗り、適切にフォローしていくことも多いという。

「卒業生から地域の食育活動事業への協力を依頼されたこともあります。本相談室には、在学生と卒業生が一緒に協力しながら地域の栄養を支えていく風土があるのです」と健康栄養学科の西村一弘教授は語る。

理想の管理栄養士をめざし 卒業後のビジョンを策定

健康栄養学科の取り組みの1つに卒業後のビジョンの策定がある。病院や高齢者施設、教育現場、企業など管理栄養士の活躍の場は幅広い。それだけに管理栄養士として卒業後、どのように生きていくのか、そのためにはどんな研鑽を積んでスキルアップすればいいのかという指針を定めにくいこともある。そこで同学科では4年次に卒業後のビジョンを策定する授業をカリキュラムに盛り込んでいる。

「そこでは通常の教科書のみならず、さまざまな認定管理栄養士向けのテキストも使用し、リアルな臨床栄養教育の今を学ぶようにしています。この授業を通して学生は自分が将来、どんな管理栄養士になりたいかを考え、そのためにはどんな資格を取得すればいいかなど、なりたい自分を実現するためのビジョンを策定します。その目標に向かう道程には当然ながら挫折もあるでしょう。そんな時は母校に顔を出して、今後についていつでも相談できる。私たちは若い管理栄養士が安心して社会に巣立つことができる環境を整えているのです」と西村教授。健康栄養学科ではほかにも女性アスリートへの食育活動を通してスポーツ栄養学を実践的に学ぶ「アスリート栄養サポートプロジェクト」、同学園のすべての学生や教職員がアクティブで健康的な日々を過ごせることを目的に「運動、食生活、人との交流」をキーワードに有志学生たちが創意工夫を凝らしたさまざまなイベントや活動を展開するActive! Komajo Campus Lifeプロジェクトの実践など、栄養と健康をテーマに多角的な活動に取り組んでいる。これについて西村教授は、「栄養の現場では今、年齢や性別、人種の壁を越えた専門的な知識と柔軟な感性、幅広い視野が求められています。私たちは実践的な教育のなかでその知識と感性、視野を育んでいきたいと思っています。また、学生時代のさまざまな交流を通して、常に相手を思いやりながら栄養管理に臨む姿勢を身に付けてほしいと願っています」と同学科の教育のあり方を語った。

図1　工夫ポイント①

Lesson 0
今さら聞けない
栄養管理のための基礎知識

熱量の計算…料理・輸液・栄養剤に含まれる、三大栄養素の量から算出
炭水化物 4 kcal/1 g、タンパク質 4 kcal/1 g、脂質 9 kcal/1 g

栄養投与ルートの選択原則…If the gut works, use it!
BT の発生予防、経済的メリット、感染予防

グル音、IVH、マーゲンチューブ…すべて、恥ずかしいので使用しない

図2　工夫ポイント②

麻酔科医だから答えられるQ&A

Q　いつも使用している麻酔薬のエネルギー量は？
A　それぞれの麻酔薬はエネルギーを有している。
　私たち麻酔科医が術中に投与している糖質入り輸液には、炭水化物が含まれる。また、プロポフォールやフルルビプロフェン アキセチルでは、脂肪製剤が混注されているため脂質が含まれている。それぞれ、術中の熱量投与になっていることを認識しておきたい。
例）プロポフォール 1％静注 20 mL は、10％脂肪製剤と同等の脂質が含まれているので 2 g の脂質、つまり 18 kcal に相当する。

図3　工夫ポイント③

栄養学に興味がわくプチ情報

　消費者庁の指導により、2020 年 4 月 1 日から新たな食品表示制度が完全施行となり、栄養成分表示が義務化された（図 3）。容器包装に入れられた一般用加工食品および添加物には、食品表示基準に基づき、栄養成分の量および熱量の表示（栄養成分表示）が義務づけられた。食品表示基準に規定される栄養成分は、食品表示基準別表第 9 に掲げられた。そのうち、タンパク質、脂質、炭水化物、ナトリウムの量および熱量は、必ず表示しなければならない。栄養成分表示は、熱量、タンパク質、脂質、炭水化物、ナトリウムの順で、ナトリウムについては食塩相当量で表示することとされている。また、栄養成分の量および熱量について「○○含有」、「低○○」などのような強調表示を行う場合の基準も定められた。日常的に私たちが食べている食品で、是非とも確認してもらいたい。

図4　目次

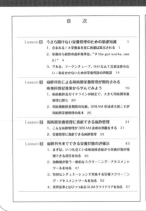

目　次

Lesson 4　術前栄養介入　63
1．術前栄養介入を実施する基準を知る　63
2．術前栄養介入法のスタンダードを知る　67

Lesson 5　麻酔管理に問題となるフレイル・サルコペニアを学ぶ　75
1．フレイルとは　75
2．サルコペニア　78

Lesson 6　間違いなくやってくる、プレハビリテーションの時代に備えて　89
1．プレハビリテーションとは　89
2．プレハビリテーションの適応判断　90
3．プレハビリテーションの実践（海外）　92
4．プレハビリテーションの実践（著者の施設）　92
5．麻酔リスクを減らすために、高度肥満患者こそプレハビリテーション　93

Lesson 7　最新の周術期栄養管理のトレンド　99
1．術前口腔管理から栄養管理が始まる Oral care　99
2．人工栄養は避けて、血糖コントロールを最優先　107
3．早期経口摂取の目的は、エネルギー摂取ではない　100

Lesson 8　入院後の周術期栄養管理を実践する ①手術前日から直前まで　117
1．術前絶飲食期間の短縮で栄養管理に貢献　糖尿病、妊婦、肥満でも実践できるか？　117
2．術前経口補水療法（POORT）　120
3．術前炭水化物負荷（HCHO loading）　123

今がまさに連携のチャンスかと思います。

気になる本書の内容は？

　なかなか、皆さんから麻酔科医に対して直接、周術期の栄養管理で連携してもらうようにするのは難しいかもしれません。それは、麻酔科医が手術室内で業務していることがほとんどであることや、麻酔科医によって栄養管理に対する興味にかなりの温度差があるためかと考えます。

　本書は、栄養管理に興味をもってもらえる麻酔科医が一人でも増えてくれることを願い書き下ろしました。楽しく学べる麻酔科医目線の栄養管理をコンセプトに、Lesson0《ゼロ》、誰にも聞けないような基本的な栄養の話から始まっています。実は、麻酔科医も（私のように）歳を重ねると、人に質問することを避けてしまい（プライドのせいでしょうか）、そのために栄養管理に接していない場合も多々あります。

　そのような麻酔科医でも、本書をこっそり読めば疑問が解決して、栄養の世界に足を踏み入れてくれるかもしれません。本書では、麻酔科医に興味をもっていただくために本文のほかにも随所に工夫を施しました。Lesson 0「今さら聞けない栄養管理のための基礎知識」の章を例に紹介いたします。

工夫ポイント①黒板……冒頭に、本章のまとめを示しました（**図1**）。ここだけは押さえておこうというポイントです。ここに書かれていることは、当然、皆さんなら周知のことですね！

工夫ポイント②麻酔科医だから答えられるQ&A……麻酔管理と栄養を結びつけたコラム的なコーナーを設けています（**図2**）。この答えを述べられるのは麻酔科医であり、栄養管理にも麻酔管理にも共通するような題材を用いています。

工夫ポイント③栄養学に興味がわくプチ情報……栄養管理に麻酔科目線で興味がもてるようなコーナーです（**図3**）。

　ここまで、本書の工夫ポイントを紹介しましたが、皆さんにはぜひ、目次を見てもらいたいです（**図4**）。これを見れば、麻酔科目線の周術期栄養管理とは、このような視点であること。そして、多くの事項で麻酔管理、ひいては麻酔科の力量がかなり影響することがわかると思います。

ここから
麻酔科医との連携を始めよう！

　今回の連載を読み終えて、皆さんが麻酔科医と連携をとりたくなったと思ってくれたらうれしいです。私は、周術期の栄養管理というテーマのもと、本書が管理栄養士の皆さんと麻酔科医の橋渡しになると期待しています。

　最後に、麻酔科医は皆、患者さんのことをとても思って麻酔管理をしています。

「麻酔科医抜きにして質の高い周術期管理はできません！」が麻酔科医を落とす、常套句と思います！

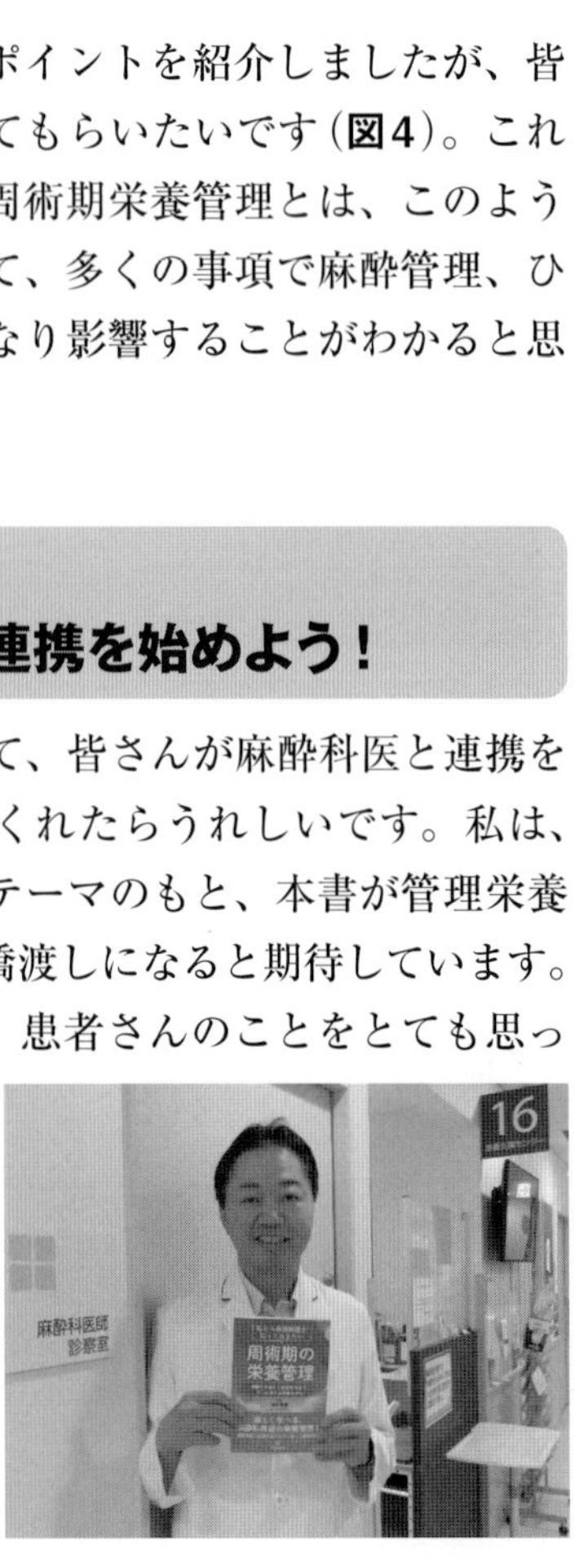

LESSON 01

Leader's School

第101回

フィジカルアセスメントから画像診断まで臨床栄養管理のスキルアップ講座

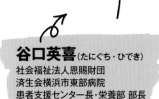

麻酔科医と連携せずして質の高い周術期栄養管理は成立しない

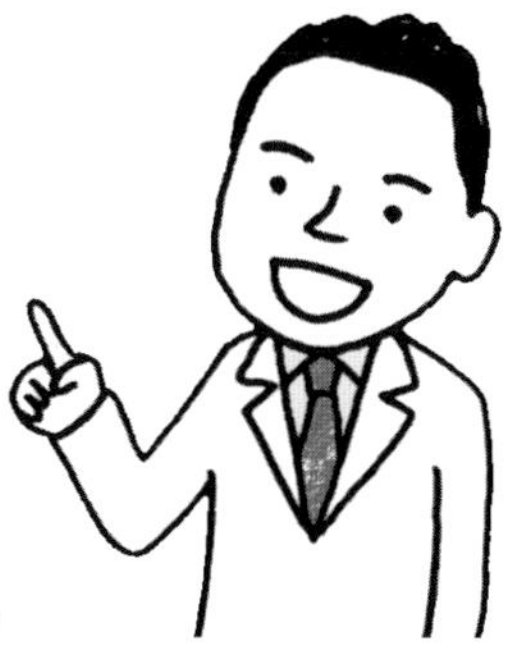

周術期の栄養管理において、麻酔科医との連携は欠かせません。それはいったいなぜなのか？　連載１０１回目となる今号では、私がこの６月に出版した書籍紹介をとおし、その理由を説明したいと思います。

谷口英喜(たにぐち・ひでき)
社会福祉法人恩賜財団
済生会横浜市東部病院
患者支援センター長・栄養部 部長

より質の高い周術期管理には麻酔科医の存在が不可欠

私はこの6月、『私たち麻酔科医が知っておきたい周術期の栄養管理 麻酔科外来から術後管理まで、すぐに使える栄養スキル』（克誠堂出版）を上梓しました。全192ページの本書は、タイトルからわかるように、麻酔科医に向けた栄養関連書籍です。

なぜ麻酔科医向けの本書を紹介するのか？　その理由は、日頃からどうやって麻酔科医を栄養管理に巻き込もうか悩んでいる管理栄養士の皆さんには朗報になるだろうと考えるからです。加えて、周術期の栄養管理には麻酔科医との連携が不可欠。それを知ってほしいためです。質の高い周術期管理には、絶対に、麻酔科医の腕がものを言うのです。

麻酔科医との連携により実現することとは？

これまでの連載でも繰り返してきたように、周術期の栄養管理の考え方は以前と比べて大きく変わりました。そのなかでも、絶飲食期間の短縮による栄養状態の維持、腸管機能の維持、脱水症予防、炭水化物負荷効果などは、殊に強調されています。

しかしながら、そうは言っても実際のところ、管理栄養士の努力で術前飲食の時間を決めたり、術後の食欲がない時期に経口摂取を促進させたりすることは難しいと予想します。このようなジレンマを解決する良案が、麻酔科医を周術期の栄養管理に巻き込むことなのです。

麻酔科医の裁量ひとつで、術前の絶飲食期間は決められますし、術後の食欲は術中の麻酔管理によって大きく左右されます。術後の異化抑制、良好な血糖管理、腸管機能の回復促進、術後悪心・嘔吐の予防・食欲の回復など、いずれもが術後の栄養状態に直結する問題ですが、麻酔科医とうまく連携することで、これらの問題を解消することができます。

ここで皆さんに知っておいてほしいことは、周術期の栄養管理に興味をもっている麻酔科医は未だ少ないことです。この理由は、術中管理は麻酔科医が丁寧に行いますが、術後管理は主治医にバトンタッチしてしまい、すぐに次の手術麻酔を担当しなくてはならない環境に置かれていることが一因かもしれません。

麻酔科医は手術が順調に進行するためにさまざまなサポートをします。そのサポートのなかで、いくらかでもいいので術後の栄養管理を考慮した麻酔管理をしてもらえれば、前述したように、術後の栄養管理がかなりスムーズになることでしょう。

現代の麻酔管理において、わが国のほとんどの麻酔科医が円滑な術後の栄養管理を実現することができると私は考えます。したがって、いかに麻酔科医に周術期の栄養管理に興味をもってもらい、麻酔管理の効果があって術後の栄養管理がうまくいくことを理解してもらうかが、連携を始めるポイントとなります。

6月に開催された第71回日本麻酔科学会学術集会（神戸）の書籍販売において、多くの麻酔専門書が並ぶなか、本書が売り上げベスト10に入りました。このことからも、役割を知っておけば非常に重宝するものです。有効に使用しましょう。

口腔保湿剤

口腔保湿剤というのは、お口が乾燥している方に使用していくもので、口の中に噴霧する液状タイプとジェルタイプのものがあります（**図1**）。液状タイプは、乾燥を感じた時にお口の中にシュッと吹き付けるだけなのでとても使用しやすいのですが、粘膜に留まってくれず、その液体でむせてしまう方もいます。ジェルタイプは塗り付けていくタイプで、粘膜に留まってくれるため、保湿効果は高いです。

ジェルタイプの特性として、厚くべったり塗布していたり、古くなると保湿剤自体がダマになったり、汚れになったりすることもあるので適切に使用するようにしましょう。1回の使用量は約1センチ。右利きの方であればそれを左手の甲に出し、右手の人差し指で軽くならしてお口全体に伸ばしていくようにして使用します。現場ではその2、3倍の量を使用している方を見かけますが、それだとダマになりやすく、保湿効果も下がってしまうので注意してください。

実際の口腔ケアで、お口の乾燥がひどい方に使用する場合を考えてみましょう。まずは口腔ケアの最初に唇からお口の中にかけて全面的に塗布します。続いてブラッシングを中心にした口腔ケアを実施します。それから余分な水分は除去（口腔ケア用ウェットティッシュなどで拭き取る）してください。水分が多すぎると濃度が薄まり、十分な効果が期待できません。最後に口腔保湿ジェルをまんべんなく塗布して終わります。

図1　各種口腔保湿剤

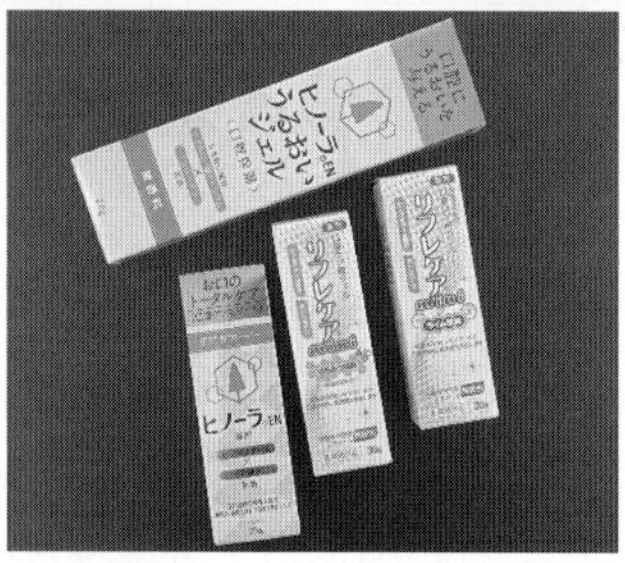

歯磨剤

歯磨剤とはいわゆる歯磨き粉です。「高齢者の口腔ケアで必須ですか？」と聞かれると意見が割れるところだと思います。個人的な意見でいうと、使ってメリットのある方もいると思うので、正しく選択すれば使用してよいと思っています。

選択のポイントは、研磨剤と発泡剤が入っていないものです。

あなた自身が使用されている歯磨剤にはこの2つの成分が入っていると思います。研磨剤が入っていることにより汚れを落としやすくなり、発泡剤によりお口全体に歯磨剤が広まるといった効果があります。高齢者のお口も汚れが多いのでこれらの成分のメリットを活かしたいところですが、歯そのものが弱い方や歯ぐきが下がって根が出ている方も多く、研磨剤によってそれらが削れてしまうリスクがあります。また、発泡剤の泡立ちでむせてしまう方もいます。

逆にフッ素は多く配合されているものが有利です。高齢者はむし歯によって歯が折れてしまい、残根になるケースが多くみられます。その予防のためにフッ素は有効です。ちょっと知っておいてほしい単位は「フッ素濃度900 ppm以上」です。900 ppm以上ならしっかりフッ素が含まれていると思ってください。市販のもので一番多く含まれているものだと1450 ppmというものがあります。説明書やパッケージにフッ素濃度が書いてあると思うので、意識してみてください（**図2**）。

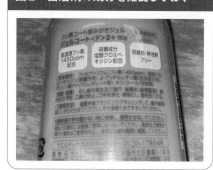

図2　歯磨剤の成分を確認しておく

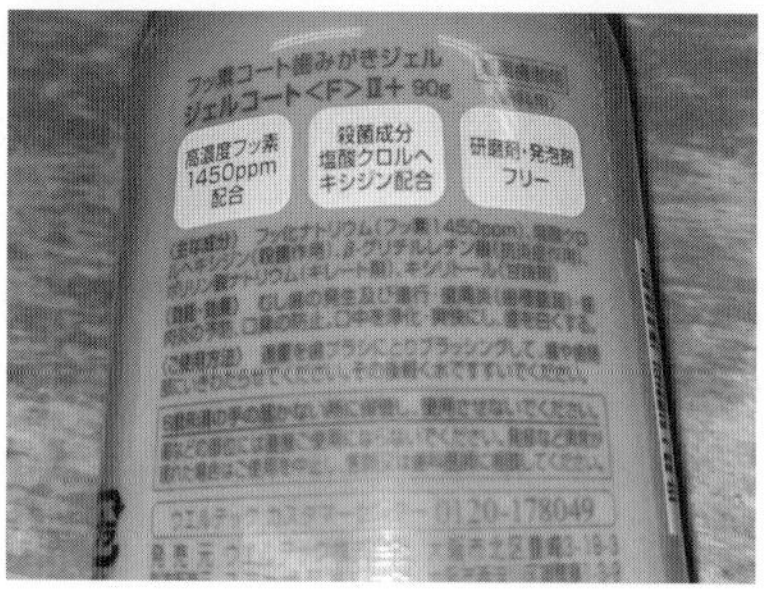

スポンジブラシ

スポンジブラシが現場で多く使われているのも知っているし、とても便利だということも知っています。私が訪問歯科診療をスタートさせた頃に発売され始め、現代まで使われているということが有用である証しです。

ただ、残念ながら正しい使い方をされている現場が少ないのが現実です。ディスポなのにディスポで使用されているところはほとんどありません。また、歯ブラシとは違う用途なのに歯ブラシ代わりに使ってしまっている現場も多いです。私は歯科医師ですから「だったら口腔ケア用ウェットティッシュを使えばいいのに」と思ってしまいますが、指を口の中に入れるのに抵抗があるというのはわかります。

スポンジブラシはその用途をよく知ってから使用してください。

口腔ケアの実施方法と使用するグッズの使い方

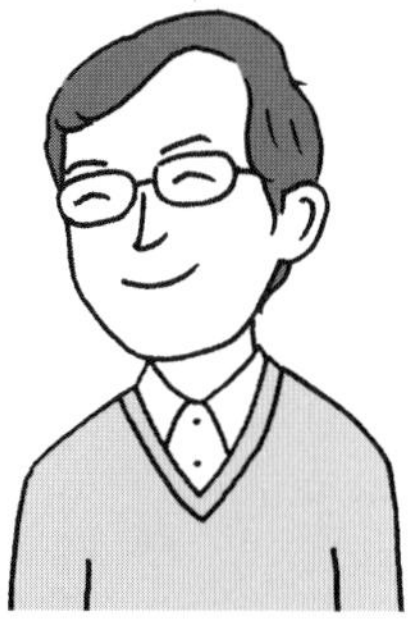

今回は、口腔ケアを行う時のグッズについてお話ししていきます。前回、咀嚼と嚥下の機能評価について紹介したのですが、口腔ケアも経口摂取を支える大切なサポートです。ぜひこれらのグッズの使い方も知っておいてください。

五島朋幸(ごとう・ともゆき)
ふれあい歯科ごとう 代表

管理栄養士は口腔ケアできる？

あなたは、管理栄養士ですから食べること全般に興味があると思います。そういうあなただからこそ「食べるために不可欠な口腔ケアには興味をもっていただきたいなぁ」と思っています。

ちょっと古い話です。介護保険が施行された当初、ケアマネジャーやホームヘルパーが制度化され、サービスが始まりました。その時、口腔ケアは「医行為」ということでホームヘルパーはできないという時代がありました。

しかし、現場は混乱。介護保険前から口腔ケアが重要だという話はあり、私も介護職向けに口腔ケアの講習会などを行いましたが、実際はやってはいけないという話になってしまいました。

その後、重篤な歯周病以外の方へはホームヘルパーも口腔ケアが可能ということで一件落着しました(2005年)。ただ、管理栄養士は口腔ケアをできるのでしょうか？　まぁ、ここまで連載を続けておいて今さらですが、心配になって調べてみました。

本誌『ヘルスケア・レストラン』2008年7月号に答えがありました。口腔ケア界のパイオニアである鈴木俊夫先生の記事、「管理栄養士に求められる口腔ケア能力」に重篤な歯周病以外の方への口腔ケアは基本的に誰がやってもよいと書いてありました。もちろん管理栄養士もです。ということで、これからもしっかりと口腔ケアについてお話ししていきます。

口腔ケア用ウェットティッシュ

前回、簡単に紹介した口腔ケア用ウェットティッシュですが、もう少し詳しく紹介しておきます。

口腔ケア用品としてすっかり定着していますが、最初に登場してきた時はちょっと驚きました。ウェットティッシュといえばお掃除用だと思っていたので、「口の中に入れるの？」と思ってしまいました。もちろん口の中に入れるので味や成分なども考えられており、今では必需品です。

私たちは歯科の人間なので、ほかの方の口の中に指を入れるということに抵抗はありませんが、管理栄養士の方だとちょっと怖いと感じるのかなぁと思います。

さて、問題は用途です。口腔ケア用ウェットティッシュが歯ブラシと同等の効果があるかといえば、残念ながらそんなことはありません。細菌、特にバイオフィルムという形で存在するもの(プラーク)はブラシでしっかりこすらなければ除去できないからです。そこで口腔ケア用ウェットティッシュの役割は次の2つだと思ってください。

1つは、食物残渣(食べかす)の除去。もう1つは水分の除去です。実際、私たちが口腔ケアをする時、食べかすをかき出したり、ブラッシングしながら歯みがきティッシュでブラシを拭いたり、お口の中に溜まった唾液を拭いたりしていくという補助道具として使っています。

慣れている方は自分の指に巻いてお口の中に入れていくことができると思いますが、ちょっと怖いと思う時は歯ブラシの柄に巻いて使用することもできます。

Lecture Report

唯一の失敗は挑戦しないこと
トライアルを奨励する組織変革に挑む

「わかる」を「できる」にするためのビジネスメソッドを「考える」ための宮澤塾。3回目を迎えた今回のテーマは「ビジョンとトライ&エラー」。ビジネスに挑戦は不可欠だけど、失敗するのが心配……。そんな不安をどう克服し、チームがトライアルできるようにマネジメントすればいいのだろうか？ 今回のレポートを通して考えてみたい。

SESSION 1
外部環境の変化
—どこも厳しい経営状況—

第1回の宮澤塾は冒頭、外部環境の変化として患者の高齢化と診療報酬の未来について解説した。第3回も外部環境の変化についての解説からスタートしたが、今回の外部環境の変化は病院の経営状況について。宮澤塾長は「いずれの病院も経営状況は厳しい」とし、「新型コロナウイルス感染症に関する大学病院の経営状況調査」（2022年）の資料から19年4～6月の新規入院患者は19・9％減、入院患者延べ数も16・0％減という数字を示した。さらに国立大学病院の令和5年度収支見込みについても33病院でマイナス収支、総額318億円減とした。また、「令和5年度全国国立大学病院栄養部門会議実態調査結果」から、42大学病院で11・9億円の収支悪化と試算されていることを示し（平成29年度と令和5年度の比較）、宮澤塾長は「高度かつ複雑な栄養管理体制構築が望まれるなか、食事療養費はこの時点で据え置きでした。物価高騰がさらなる打撃となり、いずれの病院においても栄養部門の経営は非常に厳しい状況にあります。今年度の診療報酬改定で入院時食事療養費が1食当たり30円値上げになりましたが、抜本的な解決につながるかどうか不透明です。この厳しい状況を認識したうえで今後、栄養部門をどう運営していくべきか真剣に考えていかなければなりません」と強調した。

SESSION 2
栄養部門のビジョンを作成
—特性や目標に合わせてビジョンをカスタマイズする—

次に宮澤塾長は今回の本題の1つ、栄養部門のビジョンの作成について解説した。こうした厳しい状況のなか、栄養部門としてすべての所属部門員が1つの目標に向かって連携するためのビジョンをつくらなければならないと宮澤塾長。その作成にあたっては、留意すべき8つのポイントがあるとして、次の8項目を示した。

①患者・利用者中心のアプローチ　ビジョンは、常に患者の健康と福祉を最優先にするものであるべき（「すべての患者に最適な栄養ケアを提供し、健康回復と生活の質向上をめざす」というように、患者・利用者中心のアプローチを強調）

②専門性と継続的学習　栄養部門のスタッフが高度な専門知識とスキルをもち、常に最新の栄養学的知見を取り入れていることを示す（「最高水準の栄養ケアを提供するために、継続的な教育と専門性の向上を追求する」という文言が適している）

③多職種連携（他の医療職との協働）の重要性を強調し、チーム医療の一環として栄養ケアを提供する姿勢を示す（「多職種連携を通じて、包括的で効果的な栄養ケアを実現する」といった表現を用いる）

④イノベーションと研究　最新の技術や研究を取り入れ、栄養ケアの質を向上させるなどの表現を盛り込む（「革新的なアプローチと先端研究に基づいた栄養ケアを提供する」を掲げるとよい）

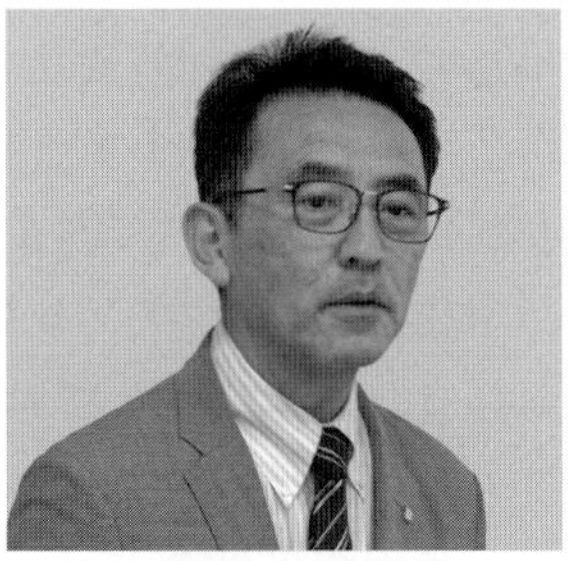

宮澤 靖塾長
東京医科大学病院 栄養管理科 科長
（一社）日本栄養経営実践協会
代表理事

⑤コミュニティとの関係　病院内だけでなく、地域社会との連携を重視し、健康増進に寄与する姿勢を示す（「地域社会と連携し、広範な健康促進活動を展開する」を含めるとよい）

⑥エンパワーメントとサポート　患者が自分自身の健康管理に積極的にかかわるようサポートする姿勢を示す（「患者・利用者が自立した健康管理を実践できるよう、知識とスキルの提供を通じて支援する」という表現が適している）

⑦持続可能性と倫理持続可能な栄養ケアの提供および倫理的な行動を強調する（「持続可能で倫理的な栄養ケアを提供し、環境と社会に貢献する」を含めると一貫性が出る）

⑧具体性と実現可能性ビジョンは具体的で実現可能なものであるべき（抽象的過ぎる目標ではなく「〇年までに〇〇を達成する」など具体的な数値や期限を設定する）

以上の8つのポイントを示したうえで、宮澤塾長は部門長を務める東京医科大学病院栄養管理科の「私たちは、大学病院の栄養部門の分野で、努力と英知によって、患者に治療効果の高い栄養管理を提供する専門集団をめざします」というビジョンを示した。

「ビジョンはリーダーが示すべきものであり、メンバーと相談して作成するものではありません。リーダーが責任をもって実現すべきビジョンを示すこと。それが前回紹介した組織マネジメントのステップ3であり、このビジョンを部門員にしっかりと伝達していくことが前回のステップ4に該当します」（**表1**）

ちなみにビジョンは恒常的にめざす目標であり、年次目標とは異なる。参考までにと宮澤塾長は同院栄養管理科の2024年度の科内目標として、「臨床栄養のプロフェッショナルリズム、次なる段階への飛躍を熟考する」を紹介した。

表1　組織変革に必要な8つのステップ

STEP 1	危機意識を高める
STEP 2	変革推進チームをつくる
STEP 3	適切なビジョンをつくる
STEP 4	変革のビジョンを承知徹底する
STEP 5	スタッフの自発的行動を促す
STEP 6	短期的な成果を生む
STEP 7	さらに変革を進める
STEP 8	変革を根付かせる

SESSION 3 トライアル&エラー

—転んだら起き上がればよい—

今回の本題の2つ目は、「トライアル&エラー」。移行錯誤について「トライ&エラー」という言葉が広く使われているが、これは和製英語であり、ビジネスの世界では「Trial & Failure」が適切であると宮澤塾長。エラーという言葉には、「適切にできたはずのことをしなかったミス」というニュアンスがある。

「試してみたけれども、好ましい結果が出なかった」というニュアンスの場合、「Failure」が適切であるという。「うまくいかなかったトライアル」は決して失敗ではない。失敗だと言える唯一の時は挑戦しなかった時と宮澤塾長は強調した。

「ミスと断定すると、挑戦に躊躇する心理的障壁が生じます。これを取り払うためには、チームのメンバーが何かをしても、ほかのメンバーから罰せられたり評価を下げられたりすることがないと感じられる心理的安全を担保する風土が必要です」

なぜ部門員が積極的にトライアルできる組織風土が必要なのか？　その理由について宮澤塾長は「イノベーションに乗り遅れると自部署・自院の存在危機につながるからです」と断言する。

かつて産業革命の原動力となった石炭火力は、20世紀に入ると石油火力にとって代わられ、現在は再生可能エネルギーや蓄電システムの高度化などのイノベーションが起こっている。同様に、かつてつど調理のクックサーブが当たり前だった給食システムも入院患者の高齢者による個別対応の増加、慢性的なマンパワー不足などにより、ニュークックチルやセントラルキッチンの導入、完全調理品などの利用へとシフトしつつある。こうしたイノベーションに乗り遅れると給食提供困難となり、管理栄養士が厨房業務に忙殺され、病棟業務の遂行困難な状況へと陥る。それは、病院経営にとって大きなマイナスとなる。

ここで宮澤塾長は、再度第2回で解説した組織変革に必要な8つのステップを紹介（表1）。このステップの難所は、ステップ5の「スタッフの自発的行動を促す」にあるとした。

「ヒト、モノ、カネ、情報の経営資源のうち、感情や意見をもち、自ら成長するのはヒトだけです。モノ、カネ、情報に価値や意味を与えられるのもヒトです。ヒトが介在しなければモノ、カネ、情報は役に立ちません。完璧な経営戦略があっても、それをヒトが適切に実行しなければ望むような結果は得られないのです。ヒトという資源を理解し、望むように動いてもらうことがイノベーションにとって不可欠な課題となります」

ヒトに自発的行動を促すためには、本誌7月号で紹介したエンパワーメントによる働きかけが有効。エンパワーメントによってメンバーをサポートしながら、メンバーの自発的なトライアルを促し、失敗したならばともに改善策を考え、次のトライアルへと進む……。その繰り返しによってこそビジョンの実現につなぐことができると宮澤塾長は強調し、トライアル&エラーを超効率化する10のポイントを示した。

①フィードバックはすぐに行う（記憶が鮮明なうちにすぐフィードバックを行う）
②仮説を立ててからトライする（再現性のない成功は実力とは言えない）
③可能なかぎり数値化する（数値化しないと目標を達成できたのか否かわからない）
④常にポジティブに考える（自信がなくなるとトライする気がなくなりトライ数が減る）
⑤自分のビジョンを常に胸に秘める（ビジョンは曖昧な言葉ではなく具体的な言葉かつ数値化）
⑥走りながら考える（車が走り出しに最もエネルギーを消費するのと同じで、人間も走り始めが最も精神エネルギーを消費する）
⑦個人ではなくチーム全体でトライアル&エラーを進める（ドリームキラーはあらゆる場所にいる）
⑧小さな成功体験を積み重ねる（勝ち癖を身に付け、成功パターンを敏感に嗅ぎつける力を養う）
⑨上司やリーダーとともに振り返る（上司やリーダーは積極的に部下のトライアル&エラーにフィードバックをする一方、部下は自分のトライアル&エラーに上司やリーダーを巻き込む）
⑩反省点はチームでシェアする（個人がまた同じ失敗をする可能性を下げる）

第4回宮澤塾は7月9日（火）に実施済み。第5回宮澤塾は、8月7日（水）18時より株式会社日本医療企画本社会議室で開催される。

DISCUSSION TIME

課題　食事のバリエーションを増やす試み

宮澤塾では毎回、参加者に対して事前に課題を出題し、当日はグループでその課題について話し合い、話し合った結果を全員の前でグループの代表者がプレゼンテーションしている。今回の課題は、「食事のバリエーションを増やす試み」。宮澤塾長より次の課題が出された。

●背景

入院患者の食事に季節ごとの食材を取り入れ、バリエーションを増やす試みを行いました。たとえば、春には桜風味のデザート、夏には冷たい麺類を導入しました。しかし、一部の患者が新しい食材にアレルギー反応を示したり、調理スタッフが新メニューに慣れるまで時間がかかり、提供時間が遅れることがありました。

●課題

①新しいメニューを導入する際のアレルギーリスク管理のプロセスを改善する方法を提案してください。
②調理スタッフが新メニューに迅速に適応できるようにするためのトレーニングプログラムの設計を考えてください。
③季節ごとの食材を活用したメニューを患者の嗜好に合わせて改良するための方法を考案してください。

●ディスカッション結果

①について
・低アレルゲン食材を利用する
・配膳トレーの色を変える
・調理スタッフ、管理栄養士、病棟スタッフへの情報提供
……など

②について
・調理工程を動画で残す
・新メニューの試食会と練習
……など

③について
・ベースの献立を作成し、季節や嗜好に合わせてアレンジする
・嗜好調査を行い献立に反映
・選択メニューの導入
……など

これらについて参加者は「具体的にどう調査するのか」「配膳トレーの色を変えるとはどういうことか」など、さまざまな質問を交わし、深い議論につながった。なお、参加者には後日、宮澤塾長より今回の講義のスライドデータとともに宮澤塾長が考える課題解決案が届けられた。

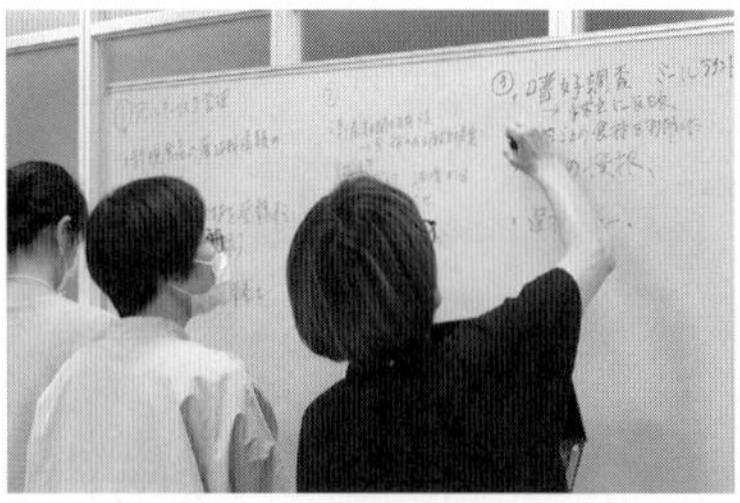
グループで話し合った結果、課題の回答をホワイトボードに記していく

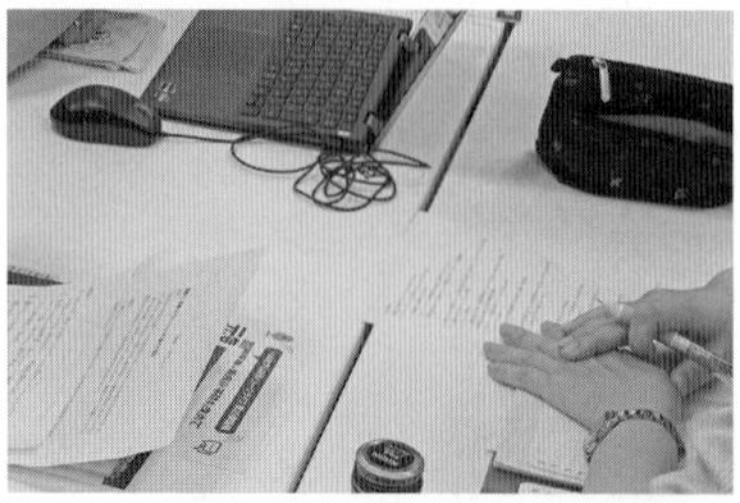
ディスカッションタイムではグループごとに課題について話し合った

宮澤塾の参加申し込みはこちら

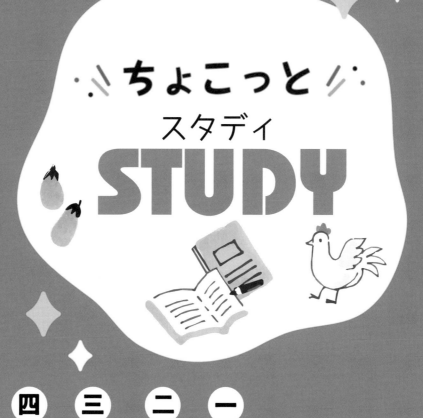

ちょこっと スタディ STUDY

業務で役立つ知識に限りはありません。
自分とは異なる分野での栄養管理や栄養ケアはもちろん、
他職種の考え方や時世の流れも
きっと管理栄養士の欠くことのできない知識として
蓄積されていくはず。
「いろいろなことが知りたい！」という好奇心はあるものの、
「でもなかなか時間がとれない……」と悩むあなたに
〝ちょこっと〟した時間で学べる知識・情報をお届けします。

〈第80回〉

高齢者施設での栄養指導

高齢者施設（特養）での栄養指導と聞くと、皆さんはどんな様子を思い浮かべますか？なかには、「え、高齢者施設で？」と思う方もいらっしゃるかもしれません。実際、私も高齢者施設に入職した当時、まさにそんな反応をしました。

横山奈津代
特別養護老人ホーム　ブナの里

特養では縁遠い栄養指導

「栄養指導も栄養ケアの一環なんですけどねぇ」

入院時栄養食事指導料の件数がなかなか増えない――とぼやく病院管理栄養士の後輩とのやり取りでのこと。冒頭のセリフを後輩がつぶやいた時は「そうだよね」と同調したものの、耳の痛い話。なぜなら、病院勤務の頃は当たり前のように実施していた栄養指導ですが、特養に仕事の場を移してからはすっかりご無沙汰しています。

都道府県で違いがあるかと思いますが、当施設がある新潟県の給食実施状況報告書（以下、報告書）には、食事・栄養指導の件数が報告内容に含まれています。特養での勤務1年目、報告書の項目でその文字を見つけた私は「え⁉　特養で栄養指導？」と頭を抱えました。

ご利用者のほとんどが認知症で食事療法が必要な方であっても、施設内の管理された食事（一般食含む）で十分に病状が安定している方ばかりの環境では、栄養指導を行うきっかけも、理由も見つけることができませんでした。病院勤務時のように、主治医から栄養指導の指示もありません。報告書の作成時期になると「栄養指導」を思い出しますが、その時期が過ぎれば記憶から遠ざかり、翌年の報告書作成でまた思い出す……といったことを繰り返していました。

かたちにとらわれない栄養指導のスタイル

この間、私がしていたことといえば、ご利用者に差し入れのお菓子の食べ方を説明したり、レクリエーションの一環で栄養クイズを出題したりと、栄養ケアにつながるような仕事でした。そしてある年、報告書を作成している時にふと「ご利用者の希望を汲みとりながら差し入れのお菓子の食べ方を決めていったり、クイズを出して栄養に関心をもってもらうよう働きかけたりすることって、栄養指導かも」と思い至りました。業務のなかでご利用者の意向に沿いつつ、体調を維持できる生活を一緒に考えていることを振り返り、これらは〝栄養指導〟と言っていいのではないか？　と思ったのです。

そこで、改めて「栄養指導」について定義を調べました。**「栄養士法で定められた、栄養士が従事する『栄養の指導』について、『個人や集団に対し専門的知識や技術を用いて、食べ方あるいは栄養補給法などを調節し、対象者の栄養代謝や身体機能の調節過程に介入し制御すること（筆者要約）』とし、栄養の指導には栄養指導の他に給食の提供や栄養管理も含まれる」**＊1と書かれていました。

このことから、日常的にご利用者とかかわり、食事の仕方や間食のとり方などをご利用者と一緒に考え実践できるように介入することも、栄養指導と言ってよいのではないかと考えました。

特養での食事療法の一例

Kさんは、ADLの低下によって自宅での生活が困難となり、当施設へ入所されました。入居後に

＊1：小松龍史，栄養士・管理栄養士の将来像，会報栄養日本・礎，2013,10,1 Vol 3 -No.2
https://www.dietitian.or.jp/assets/data/learn/marterial/vol3-No2.pdf（2024年6月18日）

よこやま・なつよ

1999年、北里大学保健衛生専門学校臨床栄養科を卒業。その後、長野市民病院臨床栄養研修生として宮澤靖先生に師事。2000年、JA茨城厚生連茨城西南医療センター病院に入職。同院の栄養サポートチームの設立と同時にチームへ参画。管理栄養士免許取得。08年、JA茨城厚生連茨城西南医療センター病院を退職し、社会福祉法人妙心福祉会特別養護老人ホームブナの里開設準備室へ入職。09年、社会福祉法人妙心福祉会特別養護老人ホームブナの里へ入職し、現在に至る

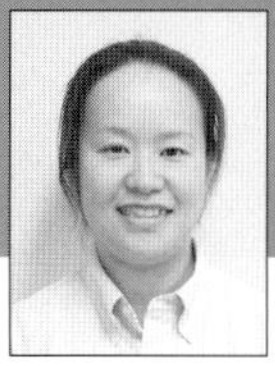

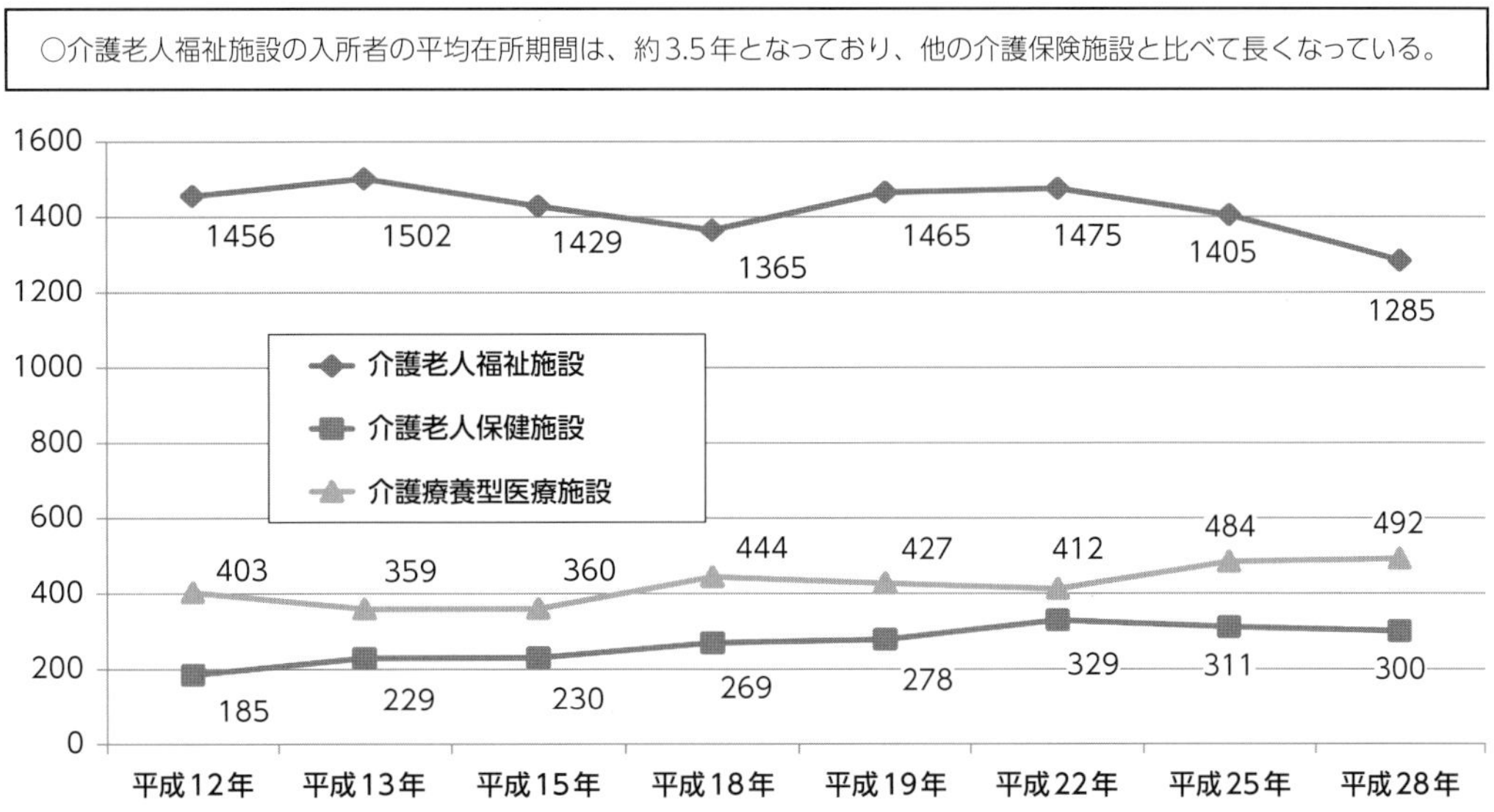

注）平均在所日数の調査が行われた年度を記載。

出典：厚生労働省「介護サービス施設・事業所調査」

図1　介護老人福祉施設の平均在所・在院日数

行われた健康診断の結果、腎機能の低下がわかり、嘱託医からたんぱく制限と塩分制限、カリウム制限を行うよう指示がありました。

Kさんは、ご自分が納得できないことにはっきり不満を伝えてくださる方です。そのため気難しい印象があり、食事療法を受け入れてくださるか不安がよぎりました。それでも、食事内容に関する説明は管理栄養士である私の仕事。緊張しながら訪室しました。

Kさんの検査結果も含め、食事療法が必要であることを説明し、納得していただきました。

しかし、食事療法を開始してしばらくすると、Kさんの食事摂取量が低下。再び面談をすることになりました。事前に嘱託医に現状を報告して指示栄養量の範囲内で食べる内容を調整したいと上申、了承を得てから面談を行いました。

Kさんは以前から「食べるより飲むほうがいい」とおっしゃっていたため、ドリンクタイプの栄養補助食品を追加していくことを中心に、Kさんの意向も踏まえながら、内容を調整。実はこの面談の際、「隣の席のAさんがバナナを食べているのがうらやましい」とお話しされました。ただ、直前に行われた血液検査で血清カリウム値が改善していることがわかっていたため、Kさんが食事療法を頑張っている成果が出ていることを伝えました。これにより、Kさんの食事療法に対するモチベーションが上昇し、不満はあるものの、食事療法の継続を納得していただけました。

現在も、Kさんは時々不満を訴えつつ、食事療法に取り組んでいます。食事の不満が高まると食事摂取量が低下してしまう傾向があるため、こまめに面談を繰り返し、可能な範囲で希望する食事内容に変更して、食事療法のモチベーション維持に努めています。

以前は気難しかったKさんですが、最近は「来てくれてありがとう」「心配してくれてるんだよね」など、私に対してねぎらいの言葉をかけてくださることが増えました。また、食事療法への不満は、好きなものが食べられないことよりも、ほかのご利用者と同じ食事でなく寂しいことにあると、本音を漏らしてくださるようにもなりました。

こうした変化は、こまめに面談したことや食事療法の効果を具体的に共有したことで、Kさんからの信頼につながった結果だと感じています。

利用者一人ひとりに合った食事療法・指導を考える

私は、特養のご利用者に対してどこまで食事療法を行うべきかについて画一的に考えることは〝ナンセンス〟であると思っています。今回のKさんの事例のように、栄養指導が効果的に働き、食事療法がうまくいく場合もあれば、逆効果となる事例も経験しています。

厚生労働省から示される資料によれば、介護老人福祉施設の平均在所期間は約3・5年（**図1**＊2）。この期間を食事療法しながら不調の波を最小限にして生活するか、それとも、少しくらい体調が悪くても好きなものを食べて生活するかは、個々のご利用者やご家族の意向に大きく左右されます。

一人ひとりの事例と真摯に向き合い、穏やかに人生の終末期を過ごすお手伝いを続けたいと思っています。

＊2：厚生労働省　第183回社保審ー介護給付費分科会 介護老人保健施設（特別養護老人ホーム）
https://www.mhlw.go.jp/content/12300000/000663498.pdf（2024年6月18日）

〈第119回〉

食べられないことを見守る
～穏やかに最期を迎えようとする時、管理栄養士としてできること～

終末期の患者さんの食支援に取り組む時、日に日に衰弱していく様子を目の当たりにして管理栄養士として何ができるのか悩むことがあるかもしれません。今回は看取りにかかわった当院管理栄養士の経験からこの問題を考えてみましょう。

永井康徳
医療法人ゆうの森
理事長

みかんの花香る懐かしいわが家へ

「家で死にたい。家が一番です」

　看取りを含めた自宅での加療を希望されたナツキさん（90歳男性・仮名）のお宅は、のどかな丘陵地にあり、代々みかん農家です。「紅まどんな」という愛媛県産の希少なみかんを育て、品評会では表彰されるほどでした。人生の最期は当然わが家で――。ナツキさんの選択に迷いはありませんでした。

　訪問診療開始時のナツキさんは慢性心不全、大動脈弁狭窄症の進行に加え、徐々に認知機能の低下が認められていました。ナツキさんの奥様は数年前にご逝去され、その際も、当院がお看取りの支援でかかわったのですが、肉親が家で最期を迎える経験をしているためか、終末期に身体の負担になる点滴をしないこと、食べられる分だけ食べて自然に看ていくことに対して、ナツキさんもご家族も理解がありました。ナツキさんは息子さん夫婦と同居され、お嫁さんが熱心に介護しています。愛犬のゴールデンレトリバーは大切な家族の一員なのでしょう、診察時には、部屋のドア付近でナツキさんの様子をじっと見守っていました。

　毎日大勢のスタッフが次々にやって来ると、かえってしんどくなることを心配したのですが、「見てもらえるほうが安心して、本人もよく食べているようです」というお嫁さんの言葉を受け、管理栄養士は、昼食時に訪問栄養食事指導を開始しました。患者さんの食べたい物を叶える「kanau《かなう》プロジェクト」という企画では、和菓子が好きなナツキさんのために、こし餡とお粥ゼリーでなめらかなおはぎをつくり、調理師も同行しておはぎのつくり方を説明しました。おはぎを口に入れたナツキさんは「これは甘い。おいしいわ！」と笑顔で喜ばれたそうです。ご家族が食事の準備で疲弊することがないよう、工夫してアドバイスすることは食支援の大切なポイントです。

今後さらに求められる訪問医療と管理栄養士の活躍

　令和6年度診療報酬・介護報酬改定では、例年以上に多くの栄養関連事項が評価され、在宅部門では、訪問栄養食事指導の推進を大きく後押しする改定がありました。

【急性増悪時の訪問】
● 特別の指示の日から30日間に限り、従来の居宅療養管理指導の限度回数（1月に2回）を超えて、2回を限度として行うことができる

　主治医からの特別追加訪問の指示を受け、1月に最大4回の訪問が可能となったのです。従来の1月に2回までという回数制限は、頻回の食支援を希望する患者さんに対応できなかったり、「生命維持に直結する医療行為をしない職種である管理栄養士の訪問は、あまり必要とされていないのではないか……」とスタッフに自信を失わせてしまう危惧もありました。

　患者さんやご家族が終末期に切望されるのは、食支援です。「食べられるということは、大切な家族がまだ生きられるという証」とご家族は熱心に介護を続け、その気持ち

ながい・やすのり

1966年、愛媛県生まれ。愛媛大学医学部卒業。2000年たんぽぽクリニック開業。現在は多職種での情報共有と方針の統一を行いながら、松山市の在宅クリニックと西予市の僻地診療所を運営し、チームで在宅ケアを実践している

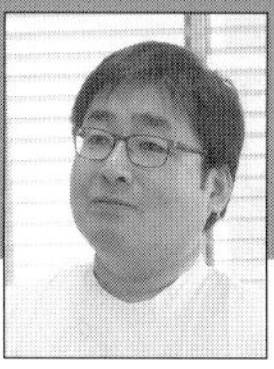

にできるかぎり応えたいと、当院のスタッフたちは奮闘してきました。

終末期の食支援には、〝これが正解〟というものがあるのでしょうか？　その現場では「食べる」という幸せを叶えると同時に、誤嚥性肺炎などのリスクを最小限にする必要があります。身体状態、食への意欲、ご家族やスタッフの食支援への理解や協力など、一つひとつのピースを積み重ねるように、多職種が協働して慎重に準備を進めます。それゆえに、患者さんの数だけさまざまな食支援の方法があると言えるでしょう。

患者さんが亡くなられた後に「これが正解だった」とご家族やスタッフが納得できるかどうかのカギは、十分に話し合って進められる〝食支援の過程〟にあるのだと思います。

何もできない時でも見守る栄養指導

今年6月、「今すぐ役立つ！　在宅医療未来道場！」という研修会が5年ぶりに沖縄県で開催されました。台風が近づく悪天候のなか、那覇行きの飛行機は松山に引き返し、私と当院スタッフは再度、博多経由で何とか那覇まで辿り着きました。在宅医療への熱い思いを抱く約100人の参加者が全国から集い、どうすれば患者さん本位の在宅医療を実践できるのか、ディスカッションが行われました。食支援コースに参加した管理栄養士は、この研修会でかけがえのない大切なことを学んだのです。

管理栄養士として終末期の食支援に取り組む時、「少しでも食べられるように何か働きかけないといけない」と、専門職としての使命感・義務感が生まれます。しかし、日ごとに身体症状が変化する患者さんを目の当たりにした時、「今、食支援を進めることは正解ではないのかもしれない」と、患者さん側の希望とリスクの板挟みになり、葛藤することが多いのです。患者さんに対して「何もできない」と感じた時、管理栄養士としてどうすればいいのか……。何度も悩み続けたこの疑問は、研修会に参加した多くの人が抱えていることでした。

「何もしない栄養指導」――。この言葉がディスカッションのなかで挙がったそうです。これはもちろん、専門職としてのかかわりを放棄することでは決してありません。今、食支援としてできることがなくても、患者さんとご家族の傍にいて状態を見守り、不安な気持ちや感じていることを受け止め、継続してかかわり続けるのです。

いつか人は食べられなくなり、亡くなっていくことを患者さんもご家族もわかっておられます。できることがない状態になった時、できることがない状態に今いることを、医療従事者として一緒に受け止めることができないでしょうか。

食事量がごくわずかとなり、日単位の余命と予測されるナツキさんの診療に伺った時のことです。

お茶をスポンジに含ませ、お嫁さんは水分補給の介助中でした。私はお嫁さんに、「いちごの果汁などナツキさんの好きなものをあげていいですよ」と話し、不安な時はいつでも連絡くださいと伝えたのですが、帰り際、「次回の管理栄養士さんの訪問は、もうこんな状態なので……。食べられない状態で来てもらっても……」と訪問を遠慮されました。私は、管理栄養士が研修で学んだ「何もできなくても見守る栄養指導」の話を聞いたばかりで、当院の管理栄養士であれば「必ずナツキさんやお嫁さんに寄り添う栄養指導ができる」という確信があったので、「わかりました。ただ、管理栄養士にできることがあるなら来てもらってもいいですか？」と提案しました。「はい、それならお願いします」。そう言われたお嫁さんの表情から、当院への信頼の気持ちが感じ取れました。

しかし数日後、管理栄養士の訪問を前にナツキさんは眠るように亡くなられました。早朝、お嫁さんが気づいた時には呼吸をしておらず「とても穏やかで今にも起きてきそうだった」とお話しされました。

管理栄養士は、次回の訪問にどんな準備をしていたのでしょうか。できることが今ないとしたら、どのような選択をしたのでしょうか。管理栄養士は後日、「当院の理念である『Being――支え、見守り、寄り添う医療』をまさに患者さんから教えていただいた気がします。『何かをしなくてはいけない』。そんな気持ちで訪問栄養食事指導に行っていましたが、患者さんに何もできない時でも様子を見守り、患者さんの生活にかかわり続ける栄養指導を、これからも迷うことなく実践できたらと思います」と話してくれました。

「意思をもって見守る」という行動は、また動き出せるための力を患者さん、ご家族とともに温める原動力になり得るのかもしれません。

ちょこっと スタディ STUDY

時代の空気を読む 三

〈第166回〉

人口減少による市場縮小と労働者不足 海外進出と外国人受け入れ体制が問われる

近年、日本の外食企業の海外進出が顕著です。また、高技能な外国人労働者の定着率も日本は高いそうです。これらの背景には何があるのでしょうか？ ２０４０年問題を踏まえて考えてみましょう。

藤井将志
特定医療法人谷田会
谷田病院 事務部長

News

すかいらーくが米国でしゃぶしゃぶ店展開へ

外食企業が海外に出店の軸足を移す。すかいらーくホールディングスは米国でしゃぶしゃぶ店を展開し、食材を現地調達して費用を抑える。日本経済新聞の集計で国内大手の海外店舗比率は２０２３年度に初めて4割を超えた※。

解説

約15年後に医療界も人口減少問題に直面する

これまで、海外で稼ぐ会社といえば製品を輸出する製造業が思い浮かぶが、外食産業という内需向けのサービス業も、海外に拠点を広げている。これは、国内市場の縮小や為替リスクの相殺を狙った動きであり、特に、円安がこのトレンドを加速させているという。

２０１１年頃から日本の人口は減少しており、外食店利用者数もおのずと減っていく。ビジネスは利用する顧客がいてはじめて成り立つものであり、人口規模があらゆるビジネスのベースとなっている。利用者数が減っていくと、当然、事業規模は縮小せざるを得なくなる。そのため、外食企業は国内市場だけでなく、海外市場へと進出し始めているというわけである。

実際に、牛角やサイゼリヤ、吉野家、すき家といった大手の外食チェーンが積極的に海外展開を進めているという。これらの企業は、海外市場での成長を見据え、現地での店舗展開を拡大させている。海外市場は人口増加が見込まれる地域が多く、特に新興国では中間層の拡大も見られる。コロナ禍で一時的に減少したものの、日本への外国人旅行者数は再び増加傾向にあり、日本の食文化の認知度も高まっている。日本に来る人が増えることで、海外でも日本の食文化を知っている人が増え、外食企業にとっては大きなチャンスとなる。

一方、医療界の海外進出はまだまだ限定的だ。これは、患者のほとんどが日本人であり、現状、顧客である患者数が増えていることが大きい。しかし、高齢者の増加に伴う患者数の増加も40年頃には頭打ちになることが予想されている。人口動態による予測なので、外れる可能性はほぼないとみていい。そこから先は、患者数が減少し始める。

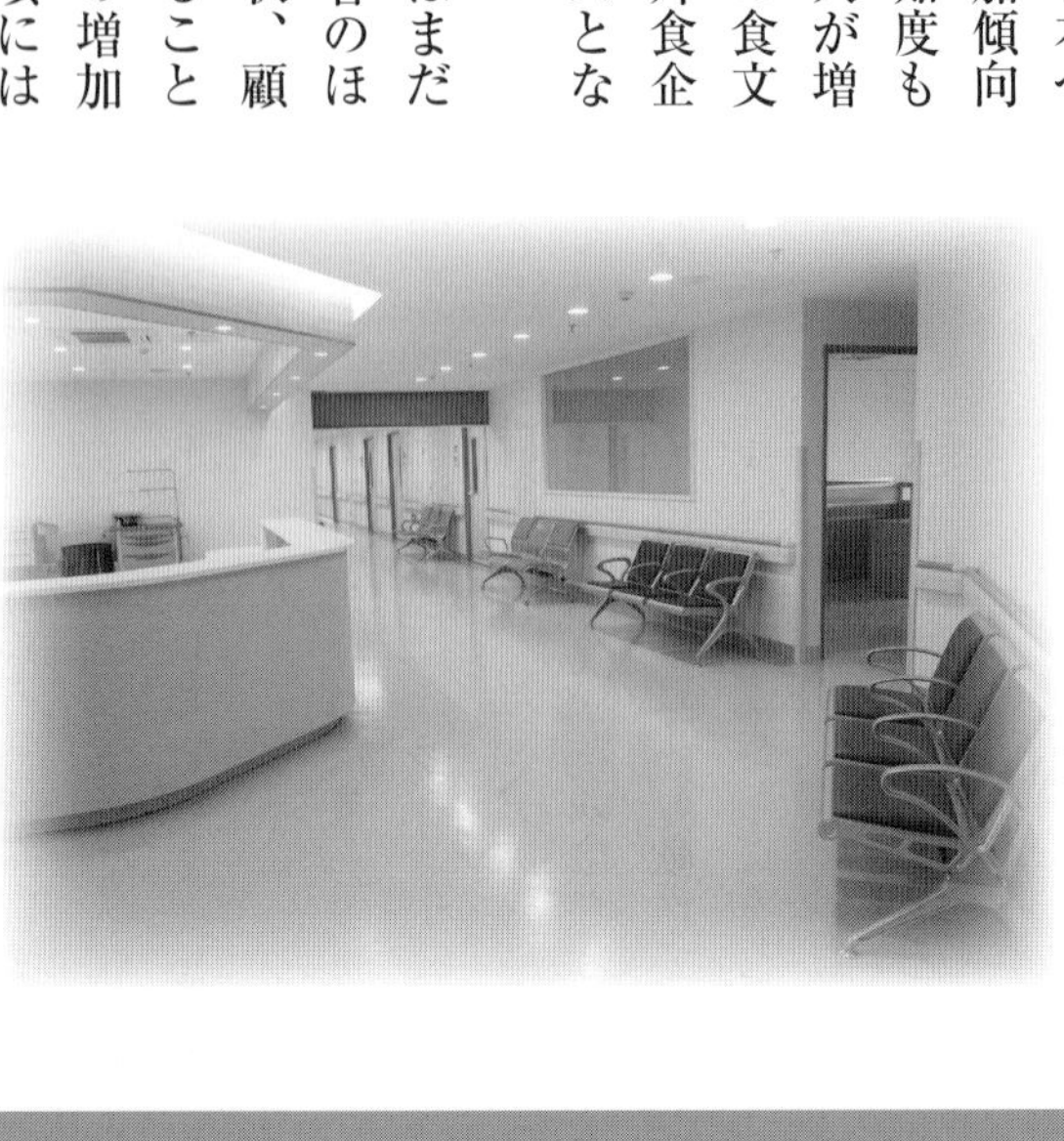

ふじい・まさし

大学卒業後、医療経営コンサルティング会社を経て、沖縄県立中部病院・経営アドバイザーとして経営支援を行う。2015年から特定医療法人谷田会・谷田病院（熊本県甲佐町）の事務部長に着任。まちづくりを進める一般社団法人パレットの理事。2020年に㈱医療環境総研を立ち上げ、オンラインサロン病院事務の知恵袋を始める

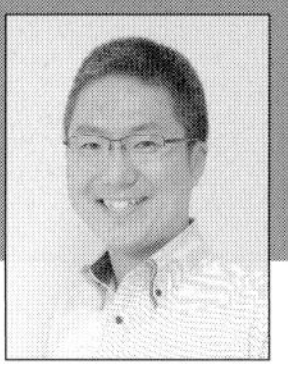

これがいわゆる医療界の〝40年問題〟である。日本の人口は10年頃から減少し始め、一般産業では15年前からその対応を始めている。少子化については1990年代から始まっており、子どもを主なターゲットにしている産業では、対応が始まって35年になる。

他産業界ではすでに始めている人口減少対応だが、医療界がこの問題に直面するのは約15年後になる。縮小する市場で今後、どのように事業を継続していくのだろうか。

日本の医療市場の事業者は小規模であり、すべての医療機関がグローバルな展開を考えるのは現実的ではない。しかし、将来的には外食産業のように、医療界も含めたサービス業が国内外でのビジネス展開を模索する日が来るかもしれない。

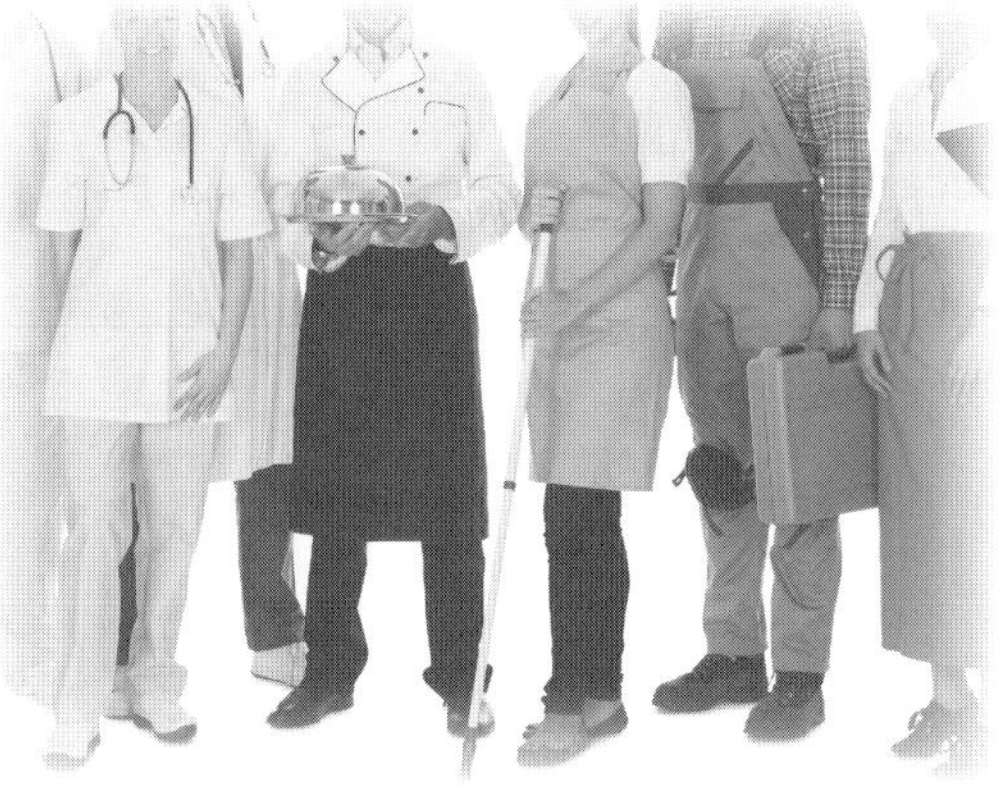

News 日本で定着率の高い外国人高度技能者

高度な技能をもつ外国人労働者の日本での定着率は、欧米の主要国よりも高い。経済協力開発機構（OECD）と国立社会保障・人口問題研究所（社人研）が5月30日公表した報告書で明らかになった※。

解説 多様な価値観を取り入れ職場環境の整備を

日本の人口減少と労働力不足が深刻化するなか、外国人労働者の受け入れは日本の経済成長を支える重要なテーマである。高度な技能をもつ外国人労働者の日本での定着率は欧米主要国よりも高い水準にあることがわかった。これは、日本を好きな人々が多く、日本語を習得しても他国で使えないため流出が少なくなることが一因と言われている。

コロナ禍で制限されていた外国人の入国制限が解除されたことで、医療機関や介護施設で働く外国人が増え始めている。技能実習制度も刷新されることが決まった。これまでは、実習生としてスキルを身に付けて帰国することが目的であったが、人材確保が目的の「育成就労」という制度に変わる。それに伴い、外国人労働者の転職が可能となり、より柔軟な働き方も実現することになる。こうした新制度により、外国人労働者の日本での定着率がさらに向上することが期待される。

外国人の来日目的は〝お金を稼ぐ〟ためであることが多く、より高い賃金を求める傾向がある。また、日本中どこでもいいと考えている人が多く、地域にこだわりも少ない。「それでは職場に愛着がなくて困る」という声も聞かれるが、そういうものだと理解し、それでも定着してもらえるよう努力を重ねていくしかない。

外国人が働きやすい環境をつくれば、日本人にとっても働きやすい職場になる。日本人にしか通じない規則や教え方はナンセンスであり、多様な価値観を受け入れることが必要である。日本人にもいろいろな価値観があり世代によっても大きく異なる。それは当然のことであり、そういう多様な価値観の人たちが集まって社会がつくられ、そのなかに職場というものがある。

しかし、日本社会は決まり事や習慣に縛られすぎて、多様性を受け入れることができにくい。「こうあるべき」という固定観念が多様な価値観を受け入れる柔軟性を阻んでいる可能性もある。こうした考え方を乗り越えることが、働き方改革の根底にある課題であろう。

日本人の人口が年に80万人も減る状況下、外国人に働き手となってもらうことは避けられない。先の調査によると、日本の外国人人口比率は2・4％であるが、アメリカやドイツなどは1割を超えている。スイスに至っては25％と、人口の4分の1が外国人である。まだまだ、日本における外国人人口の割合は少なく、今後増えることは間違いない。

日本の社会や職場が柔軟性をもち、多様な価値観を受け入れることで外国人労働者も日本での生活をよりよいものと感じるようになる。医療機関も含め、各職場で考え方のアップデートが求められている。

※ 日本経済新聞Web版より引用・改変

〈第77回〉

リハビリテーションの大切さ

令和6年度診療報酬改定にて、リハビリテーション・栄養・口腔連携体制加算が新設されました。きっと、これまで以上に「リハビリテーション」や「口腔」に関心が寄せられることでしょう。今号では、私の経験から感じたリハビリテーションの大切さについて話したいと思います。

豊島瑞枝
管理栄養士

口腔がんのRさん

口腔がんの手術で入院された80代女性、Rさん。高齢でやせ型ではありますが、ADLは自立していてとても元気な方です。

無事、口腔がんの手術を終えて、集中治療室から一般病棟に戻られた際も、術後数日しか経過していないにもかかわらず、「白い雲が見えてとても怖くて嫌な気持ちだったの。あれが〝せん妄〟っていうのかしらね。でも、手術の前に聞いていたから騒がないで済みました」など、落ち着いてご自身の状況をお話しされていて驚きました。

Rさんはとても真面目な方で、「先生方の言うとおりにしていれば『必ずよくなる』と信じています」とおっしゃり、「ベッド（ヘッドボード）に寄りかからないように座っていたほうが筋肉が落ちないでしょ」と、いつ訪室しても背筋を伸ばして座っていらっしゃいました。

「危ないので部屋から出る際は呼んでくださいね」と看護師に言われても、忙しそうだと遠慮してナースコールを押さない方もいるなか、Rさんはきちんと言われたことを守っておられ、「転んじゃだめだから、何するにも看護師さんを呼ばなきゃいけなかったんだけど、今日からトイレも廊下も1人で行ってよくなったの。さっそくあっち（反対側の病棟）まで廊下を歩いてきました」とニコニコされ、自由に動けることが大変うれしそうでした。

術後20日が経過し、ようやく食事を開始することになりました。嚥下機能は低下していたため、言語聴覚士同席のもと、ゼリーのみの食事です。言語聴覚士にRさんの口の中にゼリーを入れてもらうと、ゆっくり嚥下し「おいしい」と喜んでおられました。

Rさんが高齢であることややせ型であることから、担当の先生方は経過を心配されていましたが、とても順調に食上げしていきました。

とはいえ、医師からは「慎重に」との指示があったので、1日1食のゼリーから1日1食ペーストにといった具合でしたが、3食経口での栄養摂取が可能となり、経鼻胃管抜去となりました。

Rさんのリハビリ法

発熱や痰が増えるなどといったトラブルもなく経過し、退院前の栄養相談の日程調整にうかがった際には「お食事もおしゃべりも順調ですね」とお声がけすると、「そうですか？」と笑顔になられ、「先生たちのおかげです」とおっしゃいます。

「だってね、飲み込みの先生が『明日と明後日は（土日のため訓練が）お休みだけど、お口の運動はしておいてくださいね』って言ってくださったの。それで、カレンダーの日付を全部声に出したり、そのあとは家族と親戚の名前を生年月日を思い出しながら言ったりっていうのを毎日やっていたのよ。飲

とよしま・みずえ

大妻女子大学卒業。東京医科歯科大学医学部附属病院に入職後、2010年より東京医科歯科大学歯学部附属病院勤務となる。摂食嚥下リハビリテーション栄養専門管理栄養士、NST専門療法士

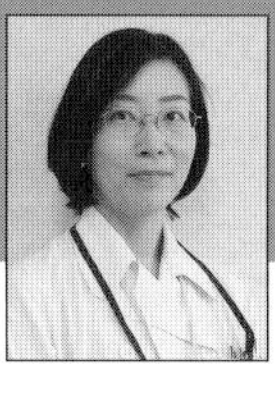

み込みの先生には『お休みじゃない時もやっていい』って言われたから、やるようにしていたの。親戚の名前と生年月日を思い出そうとすると頭の運動にもなると思って。大きな声でわかりやすいように言えるように練習していたんです」とのこと。

術後は、言われたことをやるだけでも大変だというのに、Rさんは自分で工夫して、その方法が合っているかをスタッフに確認したうえでリハビリされていたのでした。

Rさんのお部屋にうかがうと、いつもおしゃべりが止まりません。家での生活や家事の話、ご家族のこと、退院してからの生活のことなどに加えて、医療スタッフへの感謝の気持ちや、今どんなリハビリをどうやっているのかなど、笑顔でお話ししてくださいます。術後でまだ顔が腫れている時も、食事が始まるまでの間接訓練のみの期間も、お話ししづらそうな時でも、いつも笑顔でお話しされていました。

退院時には、日本摂食嚥下リハビリテーション学会嚥下調整食分類2021のコード4、薄いとろみで3食経口摂取できていました。

食事の準備はご自身でなさると意気込んでおられましたが、結局、心配した娘さんもサポートに入ってくださることに。

今まではすべての家事をご自身でこなされていたようで、朝は5時に起きて家の周りを掃除して、ボランティア活動に勤しみ、食事はお野菜中心、油脂控え目で3食調理して食べるという生活だったそうです。

よくある、入院前の生活を維持しようとして負担が大きくなりすぎてしまうような「おだしはきちんととります」「お惣菜を買ってくることはほとんどありません」「栄養剤はちょっと抵抗があります」などといった心配は、この方には不要でした。

Rさんは「先生方の言うとおりにしていれば、必ずよくなると信じています」とのことで、ご自身で調理ができない時には、市販品や介護食、栄養剤も利用することになりました。

高齢でやせ型であるRさんが、大きなトラブルもなく3食経口摂取(ONS不使用)で退院できた理由の1つに、〝ご本人のリハビリへの取り組み〟があるのではないかと思っています。

指示されたリハビリをきちんとこなす、ベッドに横にならず座っている時間をできるだけ長くする、歩いていいと言われたら歩く――などに加えて、リハビリが自己流ややりすぎにならないよう、そのつどスタッフに確認していたことが大きく関係しているように感じられます。

Rさんにそのような意図があったかはわかりませんが、前述の内容を実践できていたことが、よりよい結果につながったのではないかと思います。

「先生方の言うとおりにしていれば、必ずよくなると信じています」と患者さんから言われた時、胸を張って「任せてください」と言えるよう、日々、自己研鑽が必要だと改めて認識した症例でした。

リハビリには コミュニケーションが効果的

余談になりますが、今まで数多くの口腔がんによる摂食嚥下障害の患者さんとかかわる機会がありました。個人的な感想ではありますが、よくしゃべる方は嚥下機能も改善する傾向にあるという印象があります。

英会話もそうなのかもしれませんが、「ちゃんと伝わるようにしゃべろう」と構えずに、〝とにかくしゃべる〟。そして、聞き返されてもめげたりせず、諦めずに何度でも伝えるというのが、嚥下機能のリハビリにおいても大事なのかもしれません。

ちなみに、私は英会話がまったくできないのですが、その一因として「発音がかっこよくできない」とか「文法がわからない」とか、そうしたことを頭でぐるぐると考えてしまって言葉を発することができず、貝のように〝押し黙ってしまう〟ということがあるのかもしれません……。

嚥下機能のリハビリをされている方に、食事内容の聞き取りなどをする機会は少なくないと思います。自分の話した内容や質問に、聞き返されていい気持ちになる方はいないでしょう。「は?」「え?」と聞き返すのではなく、少しでも相手が嫌な気持ちにならないようなコミュニケーションのとり方を身に付けることが必要だと思います。

このようなことに気づいたり、実際の成功体験に結んだりするためにも、本当に〝継続は力なり〟〝経験は宝〟だと実感しています。

〈第167回〉

上司いろいろ

私が就職した当時の１９８７年、上司は看護婦長と呼ばれていました。それから時が経ち、２００２年３月に看護婦（男性は看護士）という名称が看護師に変わり、看護婦長は看護師長に。これまでともに働いてきた上司を振り返り、今思うことをお話しします。

宮子あずさ
看護師・随筆家

部下の目と上司の目

私は総合病院の常勤で22年間働いたのち、精神科病院に移ってからは非常勤看護師として働き、役職はありません。なので、自身の管理職経験は常勤で働いた最後の7年間で終わっています。

管理職になる前後で、上司の見方にも変化がありました。一番は、上司に望んでいたことの多くが高望みだったとわかったことです。

たとえば、退職で欠員が出た際、1日も早く補充がもらえるよう、上司に頑張ってほしいと思いました。ところが、上司から返るのは「補充は頼んでますが、大変なのはうちだけではなく、なかなか難しいのよ」という言葉。若かった私はそんな上司が受け入れがたく、同僚とともに反発したものでした。

その後自分が管理職になると、今度は自分が部下から突き上げられる立場に。「この人数ではやれません」と何度部下から言われたことか。そのたび私は、当時の上司と同じような返答をしていました。

実際、人事の決定権は看護部長の権限。病棟看護師長には決定権がありません。自部署から見れば納得できない人事もありましたが、病院全体ではやむを得ない場合がほとんどでした。

ただ、以前の自分を思えば、部下が怒るのもわかります。部下は自分が働く場所しか見えません。結局、部下と上司の目は違うのです。

お手本になる上司

一度管理職を経験し、ともに働いた管理職への評価は多少甘くなったように思えます。それでも、お手本にしたい上司と、こうはなるまいと思った上司は基本的に変わりませんでした。

お手本にしたいと思ったのは2人目の上司。当時、私はまだ20代。何が素晴らしいかと言うと、私たちが困っている時には的確に救いの手を差し伸べてくれたのです。

ある時、一人の看護師が患者さんのターゲットになり、理不尽な攻撃を受けていました。具体的には、ケア中にわざと背中に嘔吐したり揚げ足を取って罵倒したり。それはそれは、酷いものでした。

それでも当時は言いたいことを我慢する傾向が強く、内輪で愚痴るのがせいぜいだったのです。

そんな患者さんの様子を見かねた上司は、「今日は自分がケアにあたる」と宣言。ほかの看護師をその患者さんに寄せないようにしたのです。

その日以降、患者さんの様子は明らかに変わりました。攻撃対象だった看護師には、多少当たりはきつかったものの、わざと嘔吐するなどの行動は改善。部下一同、心から感謝しました。

あの日、上司がどのようなアプローチをしたのか、今も謎のままです。「患者さんでも、やっていいことと悪いことがある」というのが彼女の持論。それをはっきり言ったのかもしれません。

ただ、言葉以上に大きかったのは、部下を守る上司の態度だったとも思うのです。なぜなら、この時の攻撃は明らかに弱い者いじめ。上

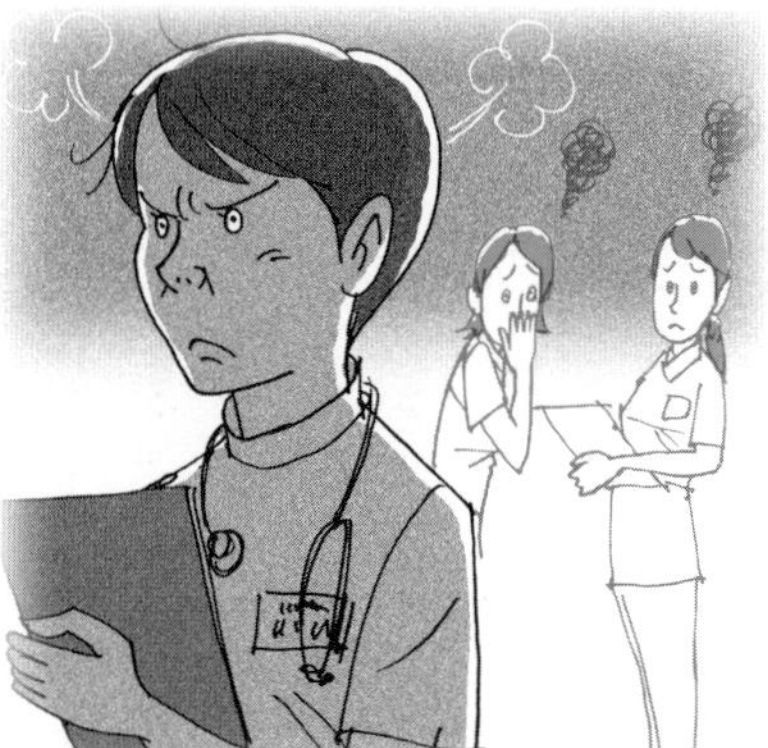

イラスト＝山本重也

みやこ・あずさ

1987年、東京厚生年金看護専門学校卒業後、2009年3月まで看護師としてさまざまな診療科に勤務。13年、東京女子医科大学大学院博士後期課程修了。博士（看護学）。精神科病院の訪問看護室勤務（非常勤）を経て、同院の慢性期病棟に異動。長年、医療系雑誌などに小説やエッセイを執筆。講演活動も行う。看護師が楽しみながら仕事を続けていける環境づくりに取り組んでいる。近著に『まとめないACP 整わない現場、予測しきれない死』（医学書院）がある

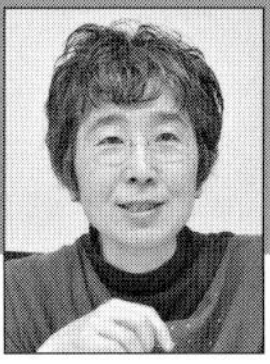

司がしっかり目配せしているのを見せれば、風向きは変わるでしょう。

その上司は少し言葉足らずで、いきなり怒るという点もありました。でも、〝ここ〟という時には助けてくれる。こうした安心感は大きく、常に人望は厚かったのです。

反面教師となる上司

一方、反面教師になった上司とは、私自身、年齢が上がってからの出会い。その後昇格してからも記憶が生々しく、「あのようにはならないように」と気をつけました。

その方とはいろいろあったのですが、改めて整理すると、「すぐに不機嫌になること」に尽きると思います。その不機嫌さたるや、ただごとではありません。

ムッと押し黙り、出てくるのは否定的な言葉ばかり。彼女の不機嫌が治らないかぎり対話ができません。

そしてその不機嫌は、思わぬ事態を引き起こします。私も含め、皆が彼女の不機嫌を恐れるあまり、彼女の顔色をうかがいつつ働きました。

これではいい仕事ができません。顔色をうかがうあまり集中力が削がれ、安全が犠牲になります。業務に集中できなければケアにも身が入りません。かくして上司の不機嫌は職場の安全を阻害し、ケアの質さえ低下させるのです。

彼女は、さまざまな業務レベルでは、破格に優秀だったと思います。誤字・脱字のない書類、完璧な物品整頓。部下の誰もが望むレベルに達しないと思っていたので、誰にも任せず、仕事を抱え込んではさらに不機嫌になっていきました。

私自身、少しでも彼女の仕事を手伝い、負担を軽くできていれば、もう少し彼女もいいところが出せたのではないか。そう思うと、残念な気持ちが募ります。

しかし、一方でこうも思うのです。自分の機嫌を自分でとるのって「そんなに難しいのか?」ということ。私には、どうしてもそう思えません。言いたいことがあれば、きちんと言葉で言う。人間同士はこれが基本ではないでしょうか。

不機嫌で人を圧迫して何かをわからせようというのは、幼稚なやり方。それが骨身に染みたので、私自身は管理職時代、とにかく、不機嫌にならないように気をつけました。

感情というのは、制御できないようでいて、自覚することでなんとかできるもの。この誓いだけは、かなり実現できたと思います。

あとにいくほど上司に厳しくなるが…

お手本になった上司と、反面教師になった上司。この2人には、私との関係で見ると、努力ではどうにもならない大きな違いがあります。

それは、年齢差。お手本になった上司と出会った時、上司は50代。まだ20代だった私との間には30歳近い年齢差がありました。一方、反面教師になった上司との年齢差は10歳程度。やはり、年齢が近い人に対しては厳しくなるという面もあるように思います。

年齢差が人の評価に影響するとわかってからは、反面教師と感じた上司に対して、前ほど否定的な感情を抱かなくなりました。互いに、出会う時の年齢差は選べませんから。

手本になった上司、反面教師になった上司。いずれも、あの条件で出会ってしまった運・分もあったことは、わかっておきたいと思います。

翻って現在はといえば、私が60代になっているのに対して、上司は40代。自分が年下の上司を厳しく見ているかと言えば、まったくそんなことはないのですよね。

今の上司には、私は本当に満足しています。まず、不機嫌がない。そして、何か問題があった時にはすぐに患者さんと話しをし、必要ならば、きちんと頭を下げてくれる……。

実際、患者さんは、管理者の顔を見て話すだけで納得してくれることも多いのです。これは、本当に部下として助かります。

ちなみに、反面教師になった上司は、問題が起きても、自分からは決して患者さんのもとには行きませんでした。その代わり、細かな報告を求めるのでものすごく困りました。

ただ、今の私は、非常勤。常勤の頃に比べると、組織への組み込まれ方はずいぶんと緩やかです。その分、上司との関係も希薄と言えば希薄。だからこそ、よい点のみが見えている可能性も否定できません。

それでもやっぱり、私は今、上司に恵まれていると感じています。そのように感じながら働けること。これは、終盤にさしかかった看護師として働く日々において、大きな幸せとなっているのは言うまでもありません。

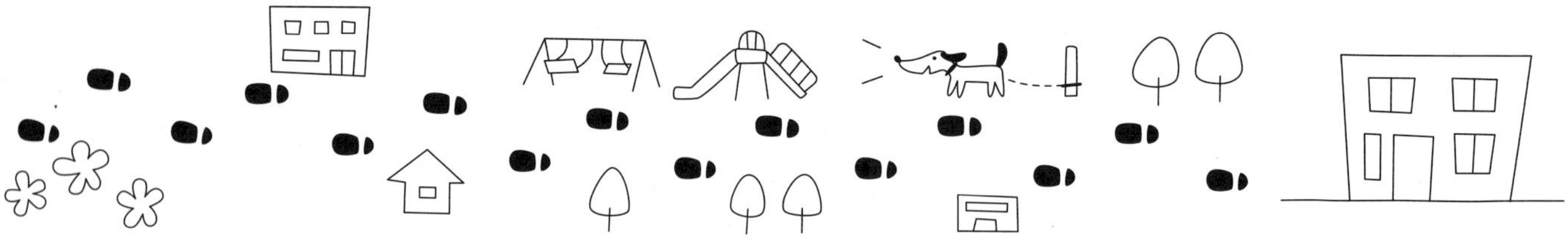

Dr.米山
診療記

おおらかな愛を注ぐ米山公啓医師のショートショート・ストーリー

患者とともに生きよう

イラスト＝よしだみぽ

第百九十六話「絶食」

緊急入院して、絶食となった。5年ぶり、2度目の入院だ。

ここ数カ月前からダイエットを始めて、体重はすでに10kgくらい落ちていた。そこで完全絶食となって、さらに数kg落ちてしまった。まあ、それでも理想体重にならないのだから、いかに肥満だったかということだが……。

留置針からの24時間点滴なので、管につながれている制限がなんともうっとうしい。数時間おきに看護師がやってくるので、夜間も寝ていられない（多少は寝ていたが）。末梢血管からの輸液ではエネルギーは十分とれないのはわかっている。しかし、「腸管安静」にするしかない病気なので、しょうがない。まあ、脱水だけは避ける意味が強いのだろう。エネルギーはまだ自分の脂肪に蓄えられているから、数日くらいはどうということはない。

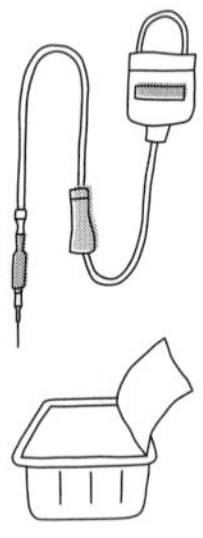

病院の看護師は、想像以上にしっかり働き、優しい。今さらであるが、看護師という仕事のありがたさ、献身的な態度に頭が下がる。いつも好きなように食べていたのだが、絶食にされても「食欲はない」というより「食べたい」という気持ちが湧いてこない。それより、「早く治したい」という気持ちが先行する。

人間の欲望は、状況によってコントロールできるものだと思う。普段のダイエットは食欲との闘いであるが、病気になってしまえば、生きること、治ることが優先となり、食べることは優先順位から下がってしまう。〝健康のため、見た目のためのダイエット〟ということが、いかに弱いモチベーションかが漠然とわかってくる。

病室は個室だから実に静かで、看護師が観察にやってくる時以外、無音である。いつも仕事をしながら音楽を流していたが、音楽を聴きたいという気持ちにもならない。ポタポタ落ちている点滴を眺めているだけで、時間が過ぎてしまう。

結局、自分が病気になってようやく、真剣に食と健康のことを考えるようになる。いくら勉強して節制の大切さを頭で理解しても、実行できるかどうかは病になってみないとわからないものだ。

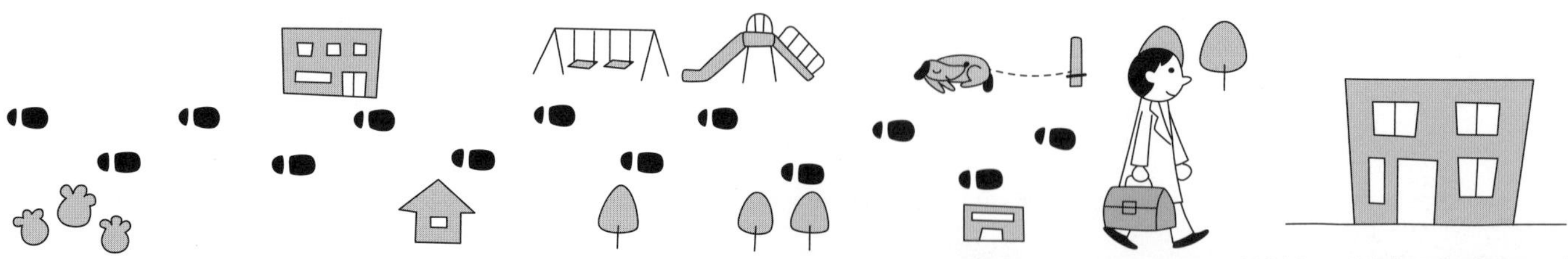

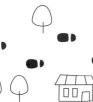

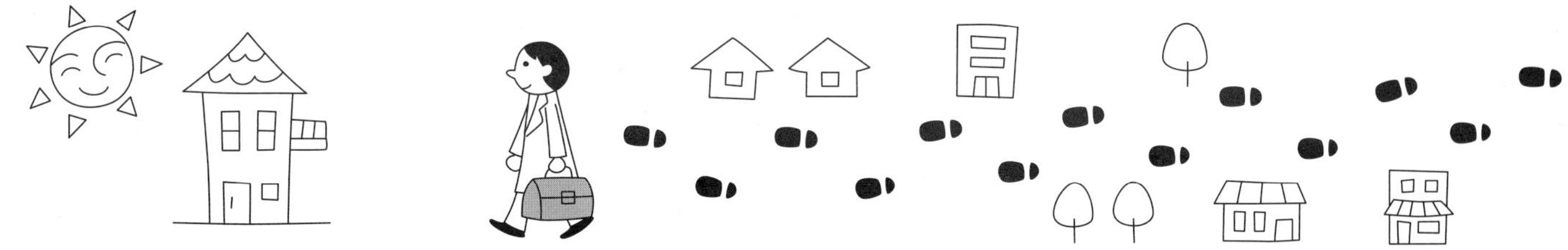

どんなにたくさんの患者さんを診てきたとしても、医者が病にならなければ、病気の本質、患者の気持ちは絶対に理解できない。だからこそ、若年の医療関係者が患者の気持ちに共感することは難しいと思う。

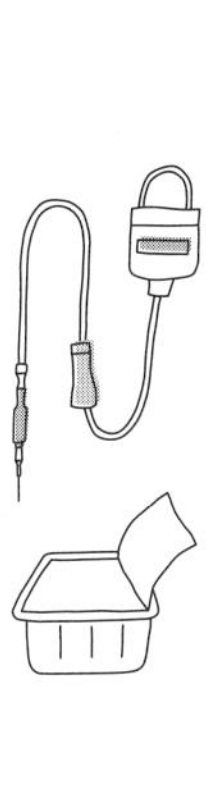

私なりにいろいろ病気は経験してきた。直接生死にかかわるような重病は経験していないが、医学部6年の時、突発性難聴になった。耳鳴りと難聴で精神的に落ち込んだ。耳鼻科の教授の診察を受けた時、「君、もうこれは一生治らないよ」とそっけなく言われた。

しかし、私なりに何か光明を見出したかった。図書館に通って馬鹿みたいに文献を読みあさった。今は「変動性低音性感音性難聴」という考え方があるが、私が突発性難聴になった時は、まだそんな見方は出てきていなかった。

低音性の感音性難聴であることはわかっていて、「比較的予後のいい突発性難聴ではないか」と文献でわかってきた。「もしかして治る可能性があるのではないか」と信じていた。1カ月を過ぎたら、完全に治ってしまった。

耳鼻科医にとっては、突発性難聴は〝治らないことの多い病気〟なんだろう。私のところに来ている患者さんが突発性難聴になり、中途半端な治療を受けていたことがあった。私の経験なりのステロイドの使い方をしてみたら、なんと、完全に治ってしまった。

医者は多くの患者さんを診てくると、経験的に諦めが早くなるところがある。しかし、患者側にしてみれば、初めての経験でなんとか治りたいと思うのが当然である。無駄かもしれないが、挑戦的な治療をすることも非常に重要だと思っている。だから、私は突発した難聴の患者さんを何人か救っている。理論より〝医者の経験値〟が上回る場合があるのだ。

病気は不思議なものだ。患者の「治りたい、治してやる」という意欲が予後に関係してくる。がんなどではそのあたりはかなり研究されていて、実際に、患者の前向きな思考は病気の予後を左右する。

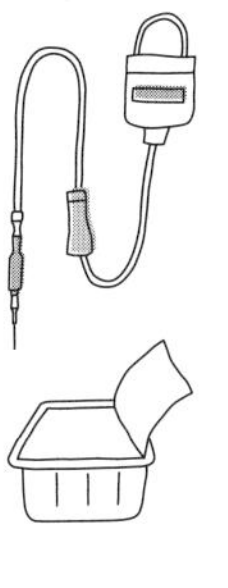

今回の入院も、数日で症状が軽快した。もちろん、私なりに入院したあともネット検索でいろいろな情報を集め、「なんとか早く治りたい」という気持ちでいっぱいだった。だから、絶食という状況はまったく苦にならなかったし、むしろ積極的にコントロールできたように思う。

絶食から解放されて病院から低残渣食が提供されたが、はっきり言っておいしくない。料理が悪いというのではないし、高い食材が使えないのはわかっている。温度がなんともダメなのだ。ぬるいし(ぬるくしているのかもしれないが)、見た目も残念である。普通食ではないのでしょうがないのはわかるが、せめて、見た目をなんとかしてほしいと思った。

あとは、持続点滴の方法だ。

あらゆるものがリモートになっている時代、まったく変わらない持続点滴の煩わしさ。点滴の存在自体がベトナム戦争以降であるから、それ以後、画期的な補液方法が発明されていないということなのだろう。非接触型補液みたいな方法はないのだろうか。入院しても懲りずに考え続けるのは、作家根性というものだ。

退院後、家に戻って食べたコンビニの豆腐が最高においしかった。

よねやま・きみひろ
作家、医師(医学博士)。聖マリアンナ医科大学医学部卒業。専門は神経内科。同大学第2内科講師、助教授、健康管理部副部長を経て、1998年に退職。本格的な著作活動を開始。現在は、週に2日、父親の診療所で診療を続ける傍ら、年間10冊以上のペースで本を書き続けている。これまでに200冊以上の著作を上梓。主な著書に『セックスする脳!』(メディアファクトリー)、『時代小説「看取り医独庵」』(小学館文庫)『看取り医 独庵 隅田桜』(小学館文庫)がある

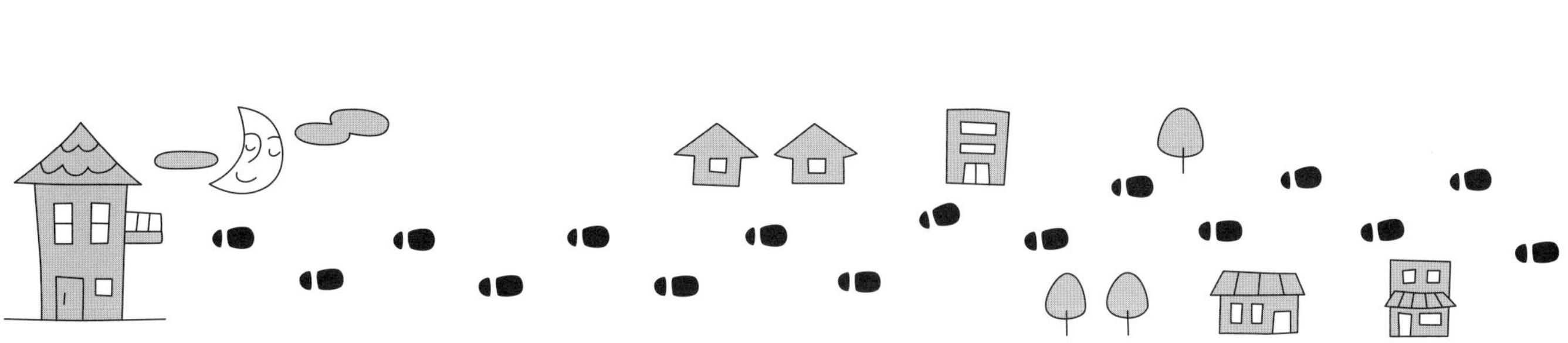

エピソード132

Vさん（50代後半、女性）

適切な多価不飽和脂肪酸摂取と運動で脂質コントロールと肝機能改善をめざす

数年前から職場の健康診断で脂質異常症が指摘されていたVさん。毎年指摘されるので気になり、服薬の相談で当クリニックを受診しました。健診結果でγ-GTPも高いこともわかりました。Vさんの栄養指導で提案した内容を紹介します。

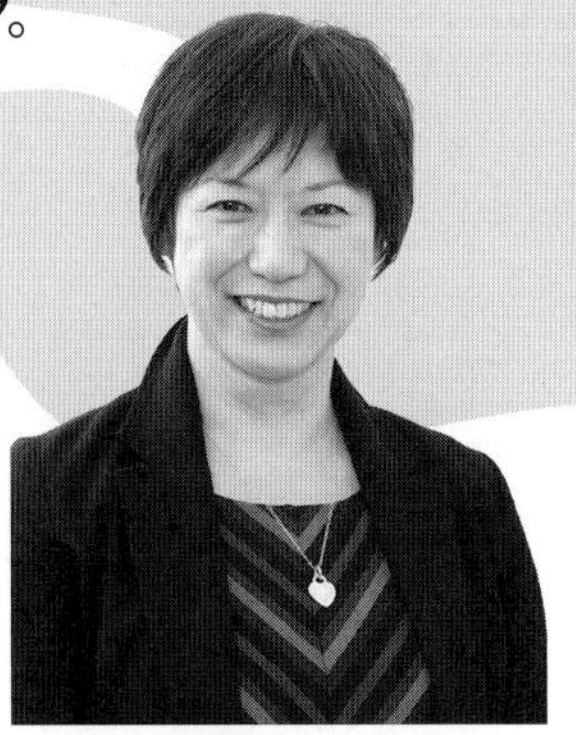

田村佳奈美
福島学院大学短期大学部
食物栄養学科准教授
かとう内科クリニック 非常勤 管理栄養士

たむら・かなみ●療養病院、急性期病院での勤務を経て、2011年8月からフリーランスの管理栄養士として活動中。福島県いわき市内のクリニックでの栄養指導や全国各地での講演活動、自宅で暮らす高齢者の栄養サポートにも力を入れている

夕食後の睡魔が問題!?

来院時、身長１５９cm、体重65kg、ＢＭＩ25・7kg／m²と若干肥満傾向だったVさん。持参した健康診断での採血結果は、総コレステロール２６０mg／dℓ、ＬＤＬコレステロール１２０mg／dℓ、ＨＤＬコレステロール１００mg／dℓ、中性脂肪１２０mg／dℓでした。また、肝機能のγ-ＧＴＰが高めの80mg／dℓでした。

田村●Vさんは会社の健康診断で脂質異常症を指摘されたのですね

Vさん●はい。それでコレステロールを下げるお薬を飲んだほうがいいか相談しようと思って来ました。先生から「まだ飲まなくてもよさそうだから、まずは栄養指導を受けてみては」と言われました

田村●わかりました。健康診断の結果を拝見させていただきますね……確かに総コレステロールは高いですが、LDLコレステロールと中性脂肪は基準値内、HDLが逆に高くていいですね。ただγ-GTP値が気になりますね

Vさん●はい。γ-GTP値と総コレステロールが心配で……

田村●これから説明しますが、その前にお食事についていくつか質問をさせてください

食習慣の聞き取りをすると、3回の食事はしっかり食べ、野菜もしっかりとっていました。ただし、夕食後は疲れていてテレビを見ていてもすぐにウトウト寝てしまうそうです。時々間食はありますが、特別多いわけではなく、運動も犬の散歩を朝夕しているとのことでした。

田村●ありがとうございます。脂質異常症以外、血糖も血圧も良好ですね。γ-GTPですが、Vさんは時々ビールを飲まれる程度なので、アルコール性というよりは若干脂肪肝なのだと思います

Vさん●先生からもそう言われました

田村●そうですか。脂質ですが、HDLコレステロールがしっかり高くて、LDLコレステロールと中性脂肪は基準値内なので、先生がおっしゃるようにまだ服薬は様子見でいいと思います。女性はどうしても閉経後、ホルモンバランスの関係で脂質異常症になりやすいんです

Vさん●そうですよね。結構コレステロールのお薬を飲んでいる仲間が多いので、気になって受診したんです

田村●確かに女性に多いのです。Vさんでしたら軽めの運動と食事の調整で改善すると思います。そうですね、3kgほど減量できると数値は変わってくるのではないでしょうか？

Vさん●先生からも少し体重を落としましょうと言われました

田村●では、食事の留意点と運動のお話をしますね

Vさんには、夕飯後2時間はできるだけ寝ないこと、犬の散歩以外に30分程度ウォーキングを追加できないか提案しました。

Vさん●運動は嫌いではないので、やってみます。実は以前、週に2、3日走ったりしていたんですが、最近はなかなか時間がとれなくてさぼっていました

田村●なるほど、それでHDLコレステロールが高め、中性

脂肪もしっかり食べる割には高くないんですね

Vさん●そうなんですか?

田村●はい。食事も重要ですが、脂質関係は運動が効果的です。特に中性脂肪やHDLコレステロールには運動がいいですね

Vさん●ちょっと頑張ってみます

このような会話をして、翌月の栄養指導では運動の様子と食事について確認しました。

油をもって脂質異常を制す

田村●その後いかがですか?

Vさん●運動は犬たちの散歩のほか、週3日程度ですが30分くらい歩いています。ただ、夕飯後はやっぱり眠くなってしまって電池が切れたようにウトウトしています

田村●わかりました。でしたら運動は週3日続けて、ラジオ体操をやってみませんか? 第1と第2合わせて10分程度でやれるので、ウオーキングに行かない日はやってみてはどうでしょう? 動画サイトなんかで検索すると出てきます。しっかりやると汗ばむし、筋力もつきますよ

Vさん●なるほど、やってみます

田村●1つ提案ですが、亜麻仁油やえごま油など、LDLコレステロールを下げる働きがあると言われる油を少し食事に取り入れてみませんか?

Vさん●意識してオリーブ油をとっていますが……

田村●亜麻仁油やえごま油などに多い多価不飽和脂肪酸はコレステロールを下げる働きがあります。もちろん、オリーブ油などに多い一価不飽和脂肪酸もコレステロールを下げる働きはありますが、現状摂取されているようなので、加えて亜麻仁油かえごま油を取り入れてみてはいかがでしょうか?

Vさん●どんなふうにとったらいいですか?

田村●実は私も少しコレステロールとγ-GTPが高かったんです。そこで毎朝コップ半分くらいのトマトジュースに亜麻仁油を少量たらして飲んでいたら、今まで下がらなかったγ-GTPが3分の1ぐらいまで下がったんです

Vさん●そうなんですか? それはやってみます。実は毎年、γ-GTPも引っかかっていて気になっていたんです

3カ月後の採血結果では、総コレステロールが10mg/dℓ改善して250mg/dℓになりました。HDLコレステロールは大きく変化はなかったものの中性脂肪が95mg/dℓと25mg/dℓ改善しました。

田村●Vさん、運動の成果ですね。中性脂肪がぐんと改善しました

Vさん●よかった

田村●中性脂肪は食事でも変化がすぐ出ますが、運動でしっかりエネルギーを消費するとさらに下がってきます

Vさん●LDLコレステロールは?

田村●まだ3カ月なので、もう少し頑張ってみてですかね。でも総コレステロールも下がって来ていますので変化は出ると思いますよ

Vさん●γ-GTPのほうはどうですか?

田村●こちらも75mg/dℓと改善はしていますが、もう少し継続ですかね?

Vさん●わかりました。もう少し頑張ってみます

田村●改善傾向なので、このまま食事調整と運動継続でお薬はもうしばらくは飲まなくても大丈夫そうですね。ところで体重ですが……

Vさん●1kg減ったかなという程度です

田村●3kgの減量ってなかなか難しいですが、ここで頑張ると数値が変わるので改善した生活習慣をできるだけ継続してくださいね

Vさん●頑張ってみます

このようなやりとりをして半年後、Vさんはウオーキングを週3回、眠くなってしまう食後に実施するように切り替えて3kgの減量に成功しました。また脂質は総コレステロールがさらに改善して240mg/dℓ、そして中性脂肪は75mg/dℓまで改善しました。HDLコレステロールは相変わらずしっかりキープで105mg/dℓ。LDLコレステロールは115mg/dℓとこちらも基準値内でした。そして、なかなか改善しなかったγ-GTPですが運動と減量で数値が48mg/dℓと大きく改善しました。Vさんは今も服薬なしで元気に過ごしています。

2040年問題対策は栄養管理がカギ 取り組みの方向性を皆で共有する

第19回東京都栄養士大会

6月9日（日）、駒沢女子大学（東京都稲城市）で第19回東京都栄養士大会が開催された。6月1日（土）に令和6年度診療報酬改定が施行されたばかりということがあり、会場は満席となった。

この日、最初に「地域における栄養管理の推進に向けて」というテーマで厚生労働省医政局地域医療計画課外来・在宅医療対策室の大島志のぶ氏が登壇した。

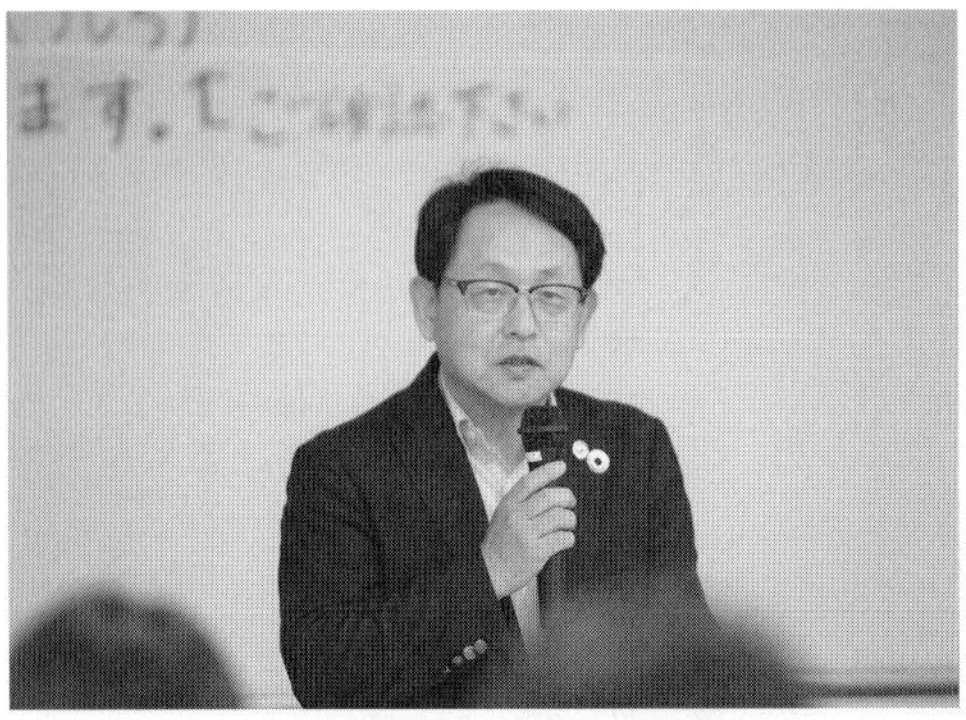

開会の挨拶をする西村一弘（公社）東京都栄養士会会長

大島氏は冒頭、2025年問題と2040年問題を解説。前者は日本人の4人に1人が高齢者となるフェーズ、後者は65歳以上の人口がピークに達するフェーズであり、20年から40年にかけて、高齢者が急増する一方、生産年齢人口が急減する。医療・介護の専門職のニーズが急激に高まるが、その専門職の人口も急減することが指摘されている。病院や高齢者施設のキャパシティーもオーバーすることから、寝たきりにさせない健康寿命の延伸が重要となってくる。

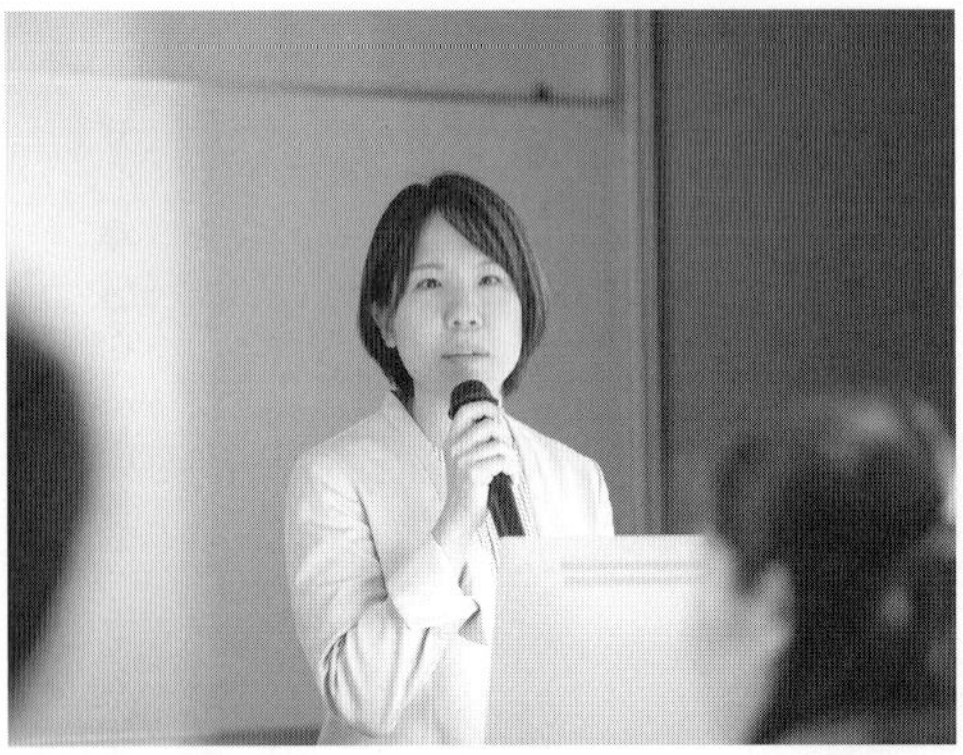

「地域における栄養管理の推進に向けて」のテーマで講演した厚生労働省医政局地域医療計画課外来・在宅医療対策室の大島志のぶ氏

「40年に向けて毎年170万人が亡くなると試算されています。この状況を踏まえ、国は24年度から29年度の5年間にわたって運用する第8次医療計画を策定しました」

第8次医療計画の大きなポイントは、がん、脳卒中、心血管疾患、糖尿病、精神疾患の5疾病と救急、災害、新興感染症、へき地、周産期・小児、在宅医療の6事業に的を絞っていること。なかでも在宅医療は『在宅医療において積極的役割を担う医療機関』および『在宅医療に必要な連携を担う拠点』を位置づけ、適切な在宅医療の圏域を設定するとともに、各職種の機能・役割についても明確化する（以下略）」としている。この「拠点」の1つとして位置づけられているのが栄養ケア・ステーションである。

令和6年度診療報酬改定では、訪問栄養食事指導について、在宅支援病院には自院での体制整備を求め、在宅療養支援診療所には栄養ケア・ステーションやほかの保険医療機関との連携を含めた体制整備が望ましいとしている。管理栄養士による在宅訪問件数は、医師や看護師はもちろん、歯科医や歯科衛生士、療法士と比べても極端に少ない。今回の改定におけるこの見直しは、栄養ケア・ステーションを活性化し、在宅訪問栄養食事指導件数を増やすことを目的としたものだという。

さらに同改定ではリハビリテーション・栄養・口腔連携体制加算が新設されたが、この加算の目的も可能なかぎり口から食べて動き、寝たきりを予防することにある。大島氏はこうした制度改革の背景を解説し、やがて確実に到来する多死社会に向けて、「管理栄養士が果たすべき役割は大きい。今回の改定で新設された栄養情報連携料などを活用しながら医療・介護における栄養管理の連携強化に努め、高齢者の健康寿命延伸に尽力してほしい」と訴えた。

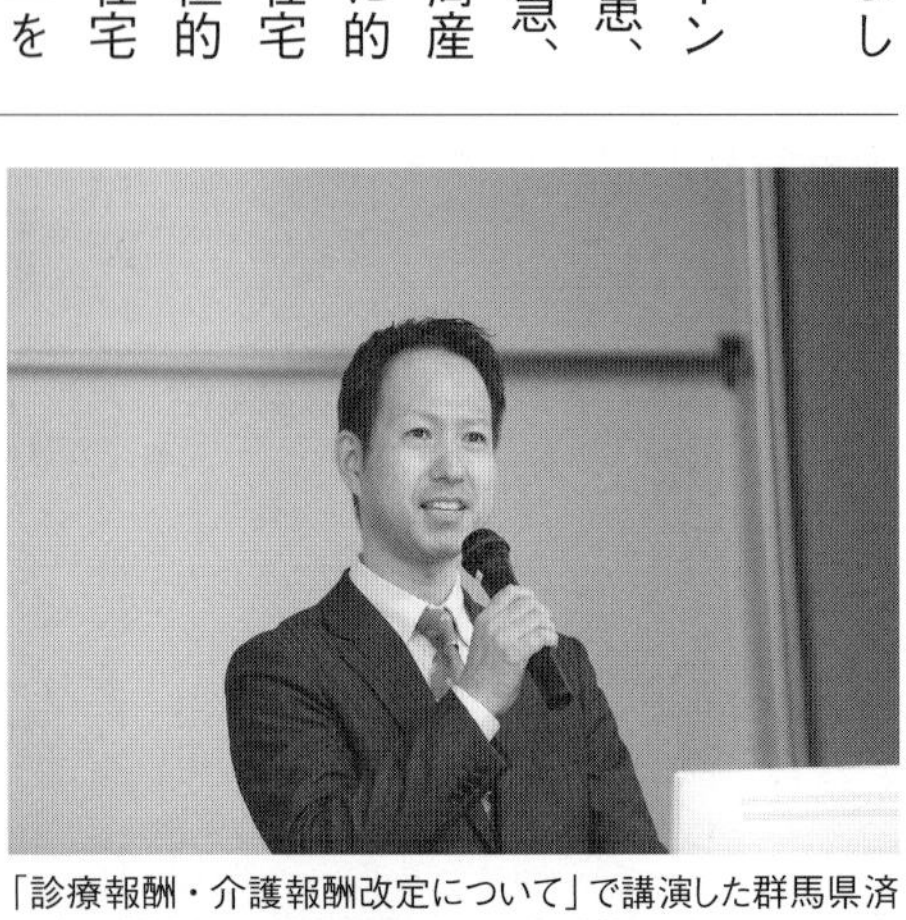

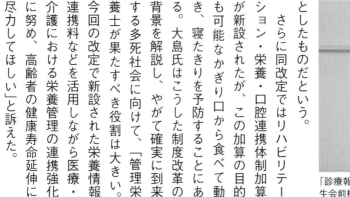

「診療報酬・介護報酬改定について」で講演した群馬県済生会前橋病院栄養科栄養士長の宮崎純一氏

次に「診療報酬・介護報酬改定について」というテーマで群馬県済生会前橋病院栄養科栄養士長の宮崎純一氏が登壇した。宮崎氏は令和6年度診療報酬改定について、入院基本料等の施設基準等における栄養管理体制の基準として標準的な栄養スクリーニングを含む栄養状態の評価について、リハビリテーション・栄養・口腔連携体制加算の新設について、経腸栄養管理加算の新設について、栄養情報連携料の新設について、回復期リハビリテーション病棟入院料の算定要件見直しについて、入院時食事療養費の見直しについて、生活習慣病管理料（Ⅱ）の新設について、慢性腎臓病透析予防指導管理料の新設についてなど、今回の診療報酬改定における栄養関連加算のポイントを解説した。

なかでも注目を集めたのは、GLIM基準についての解説。GLIM基準については今回の改定で回復期リハビリテーション病棟入院料1の算定要件となった。入院料2から5についてはGLIM基準を用いることが望ましいとされている。さらに入院基本料の栄養管理体制の基準として、「標準的な栄養スクリーニングを含む栄養状態の評価」を行うとされているが、この標準的な栄養スクリーニングとは具体的にGLIM基準を活用することが望ましいとされている。ただし、その活用が難しい場合、GLIM基準を参考にしつつ、各施設や患者特性などに応じて標準的な手法を位置づけていれば差し支えないと補足している。これらは2040年問題を見据えて、筋肉量の評価を低栄養診断に盛り込むことで寝たきり予防につなげ、健康寿命延伸に寄与することをめざしていると言えそうだ。

その後、大会はランチョンセミナーを経て、女子栄養大学大学院教授の武見ゆかり氏による「東京都健康推進プラン21（第三次）について〜栄養・食生活の内容を中心に〜」、杏林大学医学部の近藤琢磨氏による「高齢者の糖尿病」の講演が行われ、盛会のうちに閉会した。

研精会『最期まで口から食べる』完調品メニューの試食会を実施

クックデリ株式会社

6月13日（木）、特定医療法人研精会東京南看護専門学校（東京都稲城市若葉台）にて、クックデリ株式会社の完全調理済冷凍食品（以下、完調品）の試食会が行われ、同法人の食支援プロジェクトと人材開発部に関係する多職種13人が参加した。

クックデリ社取締役上席執行役員の冷水健一氏は、「最期まで口から食べたくなる食事を提供すること」「管理栄養士ならびに介護従事者を厨房業務から解放し、本来の栄養ケアや介護業務に集中させ『ケアの質』を向上させること」を完調品によって成し遂げたいと語った。

同社の普通食のメニューは1日約1470㎉のエネルギー、約60gの高たんぱく質の摂取、かつ塩分を6g以下に抑えた組成であり、バリエーション豊富で飽きにくい献立づくりに貢献できる。ソフト食とミキサー食も食べる意欲につながるおいしさと見た目、高栄養でかつ食べきれる量にもこだわっている。

一般的に高コストと受け止められる完調品であるが、調理スタッフの負担軽減や栄養補助食品削減につながることでトータルコストダウンが期待できる。

当日会場には普通食、ソフト食、ミキサー食の20数種の完調品が用意され、研精会の食支援にかかわっている職員たち、看護師、介護士、管理栄養士、調理師が試食を行った。普通食の試食では「塩分を抑えたとは思えないしっかりした味だ」「揚げ物、天ぷらの食感もよく完調品とは思えない」といった声が挙がった。

研精会の芳村直美食支援プロジェクト推進本部長は、ソフト食とミキサー食を評し「少ない量でいかにしっかりと栄養摂取ができるかが重要。食事介助の時短を図ることで、患者の食べ疲れを軽減することができ、ケア時間の充実にもつながる」とコメントした。

試食会にはその後、研精会の東京南看護専門学校の学生20数人も参加し、さらに意見が飛び交う熱のこもった会場となった。終了時には残飯もなく「フードロスの削減にも寄与できた」（芳村氏）と有意義な実施となった。

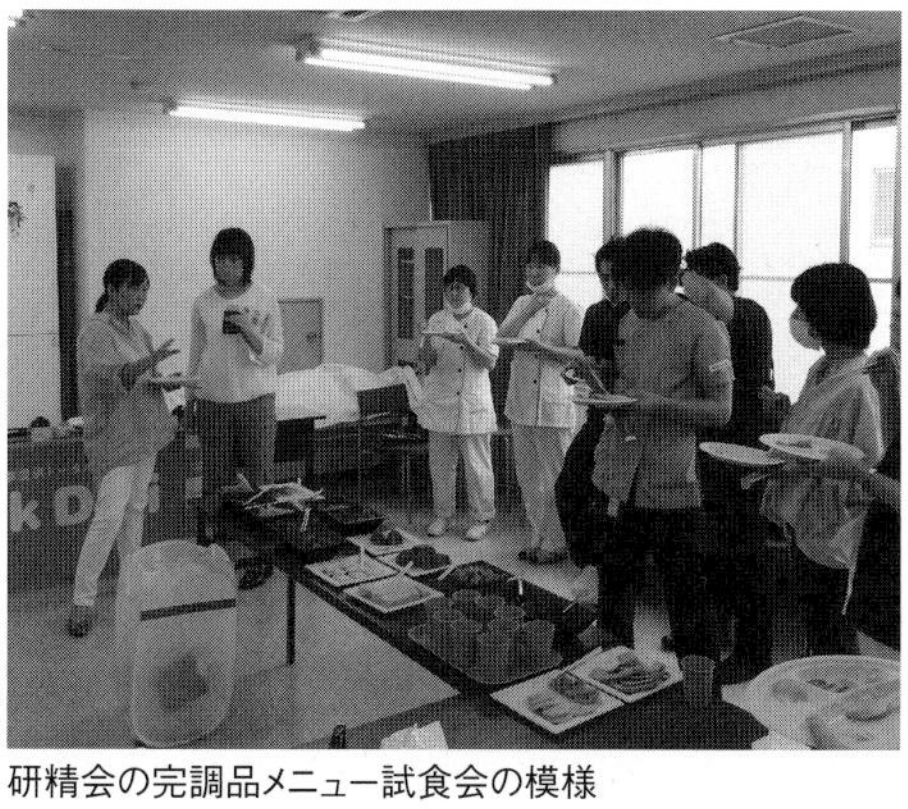
研精会の完調品メニュー試食会の模様

良品学

goods selection

編集部がみつけた現場で活きる
アイテムをピックアップ!

消費者庁許可 褥瘡に有効な飲料

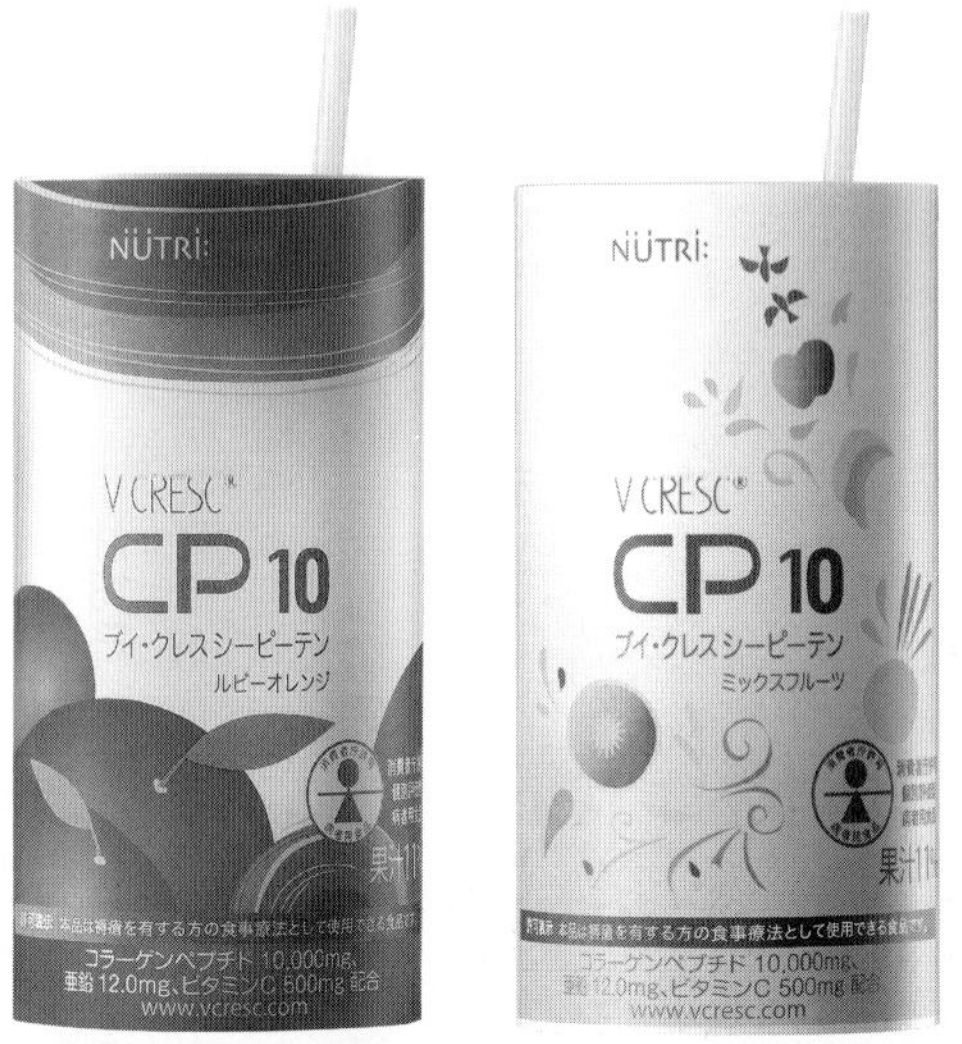

消費者庁許可
個別評価型
病者用食品

ルビーオレンジは2024年3月に、新たに消費者庁許可。6月頃より順次、表示マーク入りの製品を販売。

ブイ・クレスCP10《シーピーテン》

ルビーオレンジ　ミックスフルーツ

ポイント1 「褥瘡を有する方の食事療法として使用できる食品」として、特別用途食品 個別評価型病者用食品の表示許可を消費者庁より取得した飲料

ポイント2 関与成分として、コラーゲンペプチド10,000㎎（10g）、亜鉛12.0㎎、ビタミンC500㎎を配合（1本125㎖当たり）

日本褥瘡学会「褥瘡予防・管理ガイドライン 第5版」総論 栄養の項目「褥瘡患者に対する特定の栄養素の補給」に上記成分が記載されています。

ニュートリー株式会社 ®0120-219-038
HP：https://www.nutri.co.jp

褥瘡治療に効果的な飲料として新たに別フレーバーも表示許可へ

「ブイ・クレスCP10」（ニュートリー）は、コラーゲンペプチドと不足しがちな12種類のビタミン、鉄・亜鉛・セレンなどのミネラルが配合され、医療現場や介護施設での導入が進められている。

特別用途食品個別評価型病者用食品として2021年、日本初の「褥瘡を有する方の食事療法として使用できる食品」の表示許可を受けた「ブイ・クレスCP10ミックスフルーツ」（飲料）に続き、24年3月、「ブイ・クレスCP10ルビーオレンジ」（飲料）も表示許可を取得した。

ビタミンC、亜鉛はコラーゲンやたんぱく質合成に使われ、コラーゲンペプチドは皮膚の材料になるだけでなく線維芽組織を直接刺激し、創傷治癒効果を得られることがわかっている。関与成分として、ブイ・クレスCP10にはコラーゲンペプチド10・000㎎（10g）、亜鉛12・0㎎、ビタミンC500㎎が配合されているのが魅力だ。

1本当たり125㎖と飲み切りやすい量で、ミックスフルーツ、ルビーオレンジともにジュースのような味わいで毎日の栄養補助として続けやすい。褥瘡患者・利用者の創傷治癒に有用な飲料となりそうだ。

Back number

バックナンバー一覧

9月号 2023年

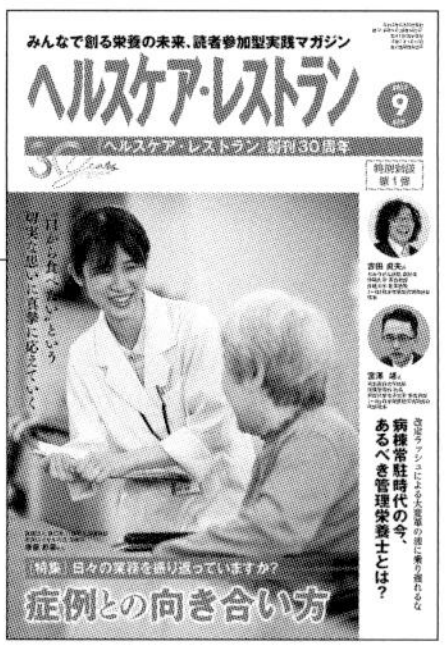

特集：日々の業務を振り返っていますか？
症例との向き合い方

RD's Kitchen：医療法人あとべ会 介護老人保健施設 峡北シルバーケアホーム（山梨県北杜市）

10月号 2023年

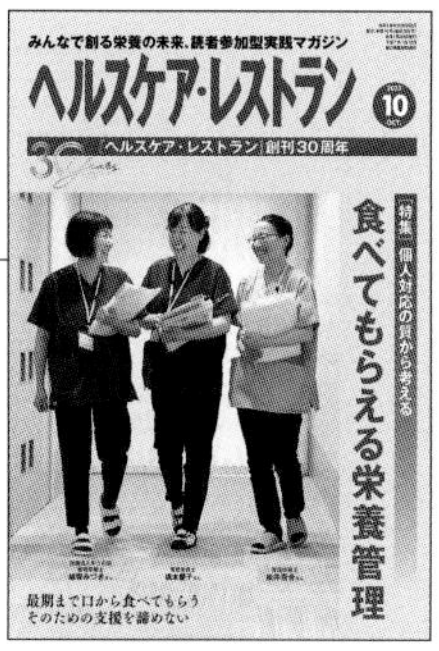

特集：個人対応の質から考える
食べてもらえる栄養管理

RD's Kitchen：医療法人創和会 しげい病院（岡山県倉敷市）

11月号 2023年

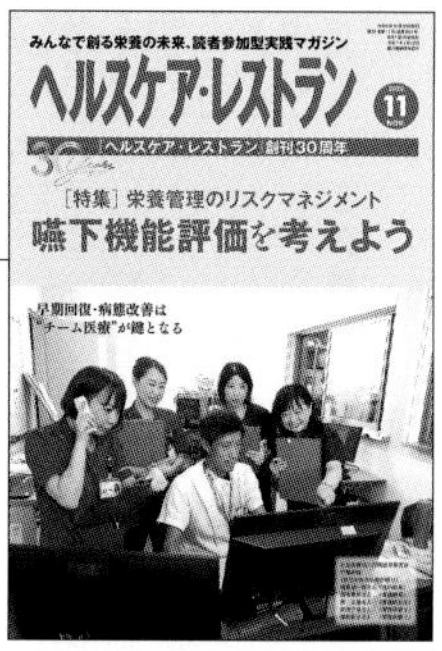

特集：栄養管理のリスクマネジメント
嚥下機能評価を考えよう

RD's Kitchen：社会医療法人 行岡医学研究会 行岡病院（大阪市北区）

12月号 2023年

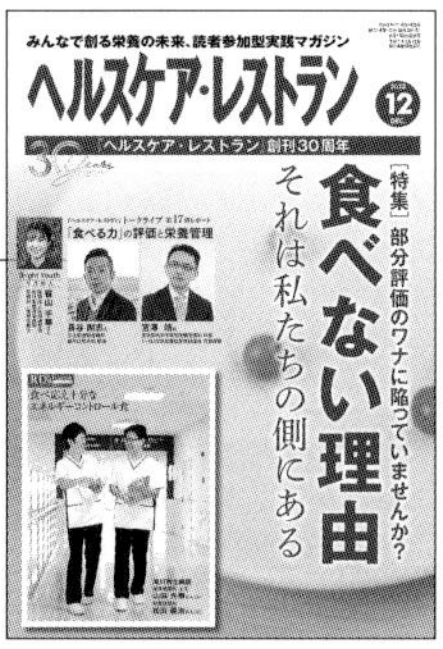

特集：部分評価のワナに陥っていませんか？
食べない理由
それは私たちの側にある

RD's Kitchen：滝川市立病院（北海道滝川市）

1月号 2024年

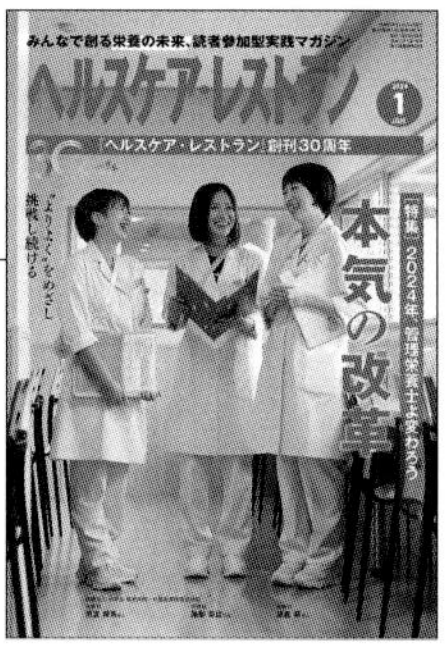

特集：2024年、管理栄養士よ変わろう
本気の改革

RD's Kitchen：特定医療法人 衆済会 増子記念病院（名古屋市中村区）

2月号 2024年

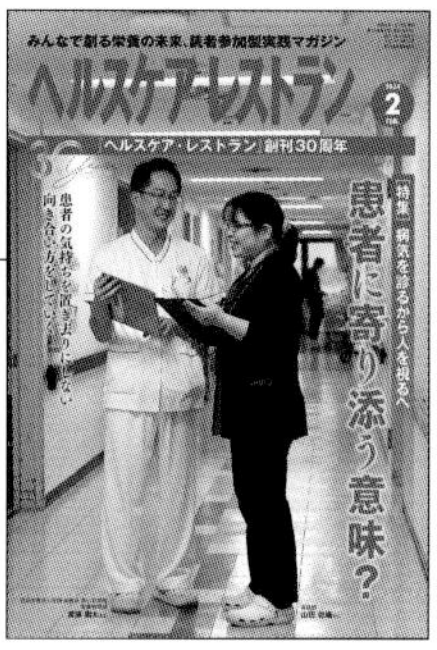

特集：病気を診るから人を視るへ
患者に寄り添う意味？

RD's Kitchen：市立奈良病院（奈良県奈良市）

3月号 2024年

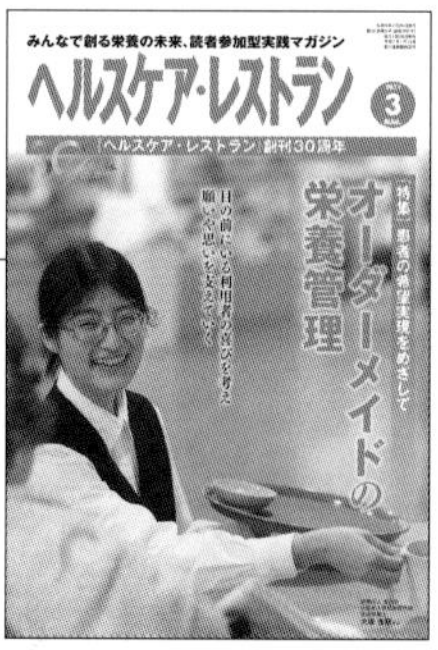

特集：患者の希望実現をめざして
オーダーメイドの栄養管理

RD's Kitchen：医療法人 泰山会 介護老人保健施設秋篠（奈良県奈良市）

4月号 2024年

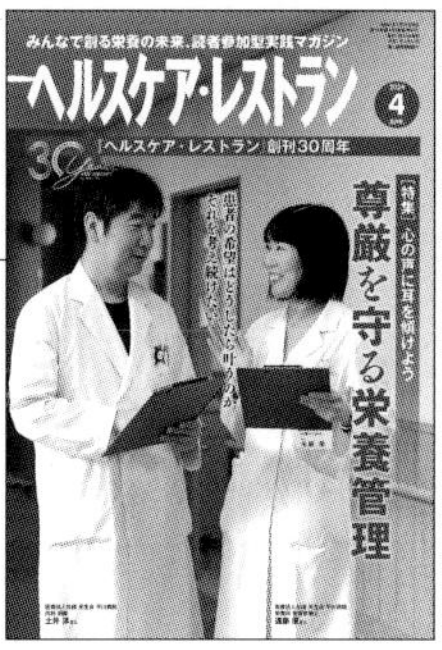

特集：心の声に耳を傾けよう
尊厳を守る栄養管理

RD's Kitchen：福山市民病院（広島県福山市）

5月号 2024年

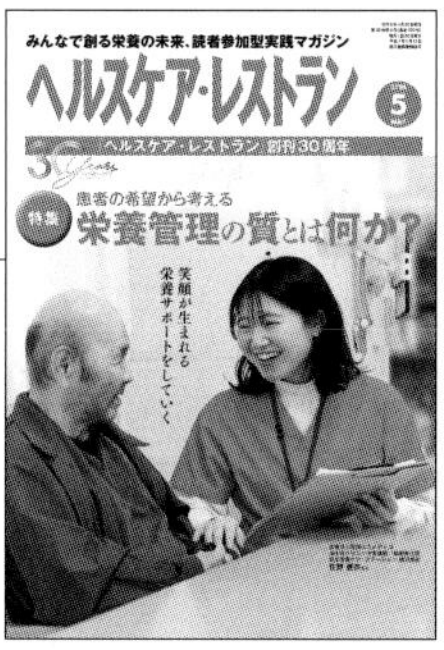

特集：患者の希望から考える
栄養管理の質とは何か？

RD's Kitchen：医療法人ゆうの森 たんぽぽのおうち（愛媛県松山市）

6月号 2024年

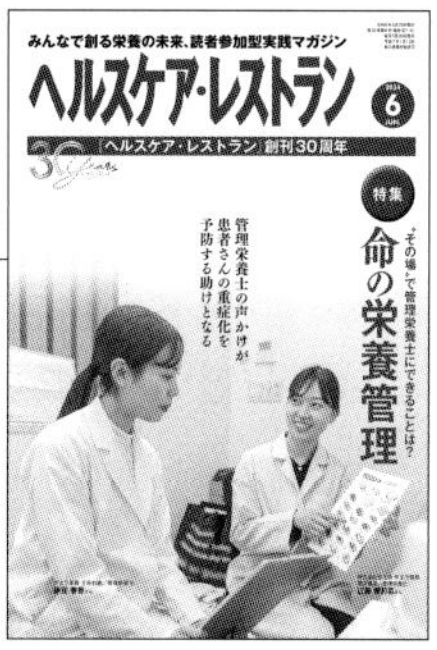

特集："その場"で管理栄養士にできることは？
命の栄養管理

RD's Kitchen：医療法人徳洲会 松原徳洲会病院（大阪府松原市）

7月号 2024年

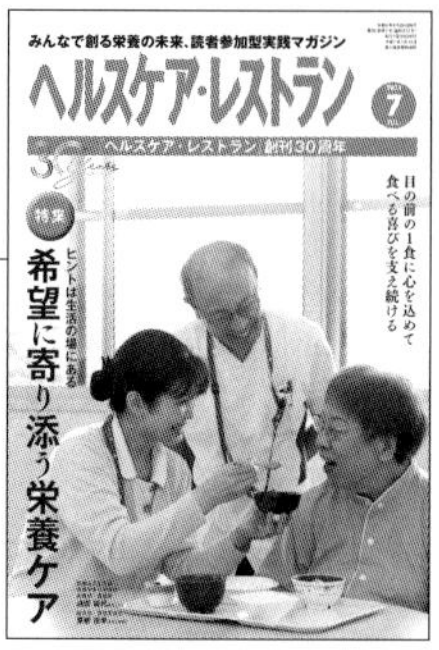

特集：ヒントは生活の場にある
希望に寄り添う栄養ケア

RD's Kitchen：医療法人弘生会 老寿やすらぎ病院（大阪府河内長野市）

ヘルスケア・レストラン 主要取扱書店のご案内

札幌市	紀伊國屋書店札幌本店	011-231-2131	新宿区	紀伊國屋書店新宿本店	03-3354-0131	松本市	明倫堂書店松本店	0263-35-4312
函館市	昭和書房	0138-54-3316	豊島区	ジュンク堂書店池袋本店	03-5956-6111	名古屋市	丸善名古屋本店	052-238-0320
弘前市	弘前大学生協医学部店	0172-35-3275		女子栄養大学代理部・サムシング	03-3576-3501	津市	ワニコ書店	059-231-3000
盛岡市	東山堂本店	019-623-7121	立川市	オリオン書房ノルテ店	042-522-1231	福知山市	TSUTAYA AVIX 福知山店	0773-24-4566
仙台市	丸善仙台アエル店	022-264-0151	横浜市	紀伊國屋書店横浜店	045-450-5901	大阪市	ジュンク堂書店大阪本店	06-4799-1090
山形市	高陽堂書店	023-631-6001		有隣堂本店医学書センター	045-261-1231		神陵文庫大阪支店	06-6223-5511
高崎市	廣川書店高崎店	027-322-4804		有隣堂横浜駅西口店医学書センター	045-311-6265	神戸市	神陵文庫本社	078-511-5551
宇都宮市	落合書店イトーヨーカドー店	028-613-1313	川崎市	丸善ラゾーナ川崎店	044-520-1869	岡山市	丸善岡山シンフォニービル店	086-233-4640
前橋市	廣川書店前橋店	027-231-3077	藤沢市	有隣堂藤沢店	0466-26-1411	津山市	照文堂書店	0868-22-2240
坂戸市	女子栄養大学代理部・サムシング坂戸店	049-281-3013	千葉市	志学書店	043-224-7111	広島市	神陵文庫広島店	082-232-6007
千代田区	丸善丸の内本店	03-5288-8881	習志野市	丸善津田沼店	047-470-8311	福岡市	ジュンク堂書店福岡店	092-738-3322
	丸善お茶の水店	03-3295-5581	磐田市	谷島屋ららぽーと磐田店	0538-59-0358		金修堂書店 本店	092-731-2612
中央区	丸善日本橋店	03-6214-2001	静岡市	丸善&ジュンク堂書店 新静岡店	054-275-2777	久留米市	紀伊國屋書店久留米店	0942-45-7170

ヘルスケア・レストラン　8月号

令和6年7月20日発行（毎月1回20日発行）
定価　1,320円（本体1,200円＋税10%）

■ 発行人　林　諄
■ 発行所　株式会社　日本医療企画
● 本社　〒104-0032
東京都中央区八丁堀3-20-5
S-GATE八丁堀
代表　（電話）03-3553-2861
編集部（電話）03-3553-2864
（FAX）03-3553-2866
営業部（電話）03-3553-2885
（FAX）03-3553-2886
● 営業推進本部　〒104-0032
東京都中央区八丁堀3-20-5
S-GATE八丁堀
電話　03-3553-2885
●北海道支社　〒060-0061
札幌市中央区南1条西6-15-1
札幌あおばビル201
電話　011-223-5125
● 東北支社　〒980-0014
宮城県仙台市青葉区本町2-5-1
オーク仙台ビル7階
電話　022-281-8536
● 北信越支社　〒920-0024
石川県金沢市西念4-18-40
N・Yビル305
電話　076-231-7791
● 中部支社　〒460-0008
名古屋市中区栄2-12-12
アーク栄白川パークビル3F
電話　052-209-5451
● 関西支社　〒541-0046
大阪市中央区平野町1-7-3
吉田ビル4F
電話　06-7660-1761
● 九州支社　〒812-0016
福岡市博多区博多駅南1-3-6
第3博多偕成ビル503
電話　092-418-2828

● 編集スタッフ
○ 編集長　佐々木修
○ スタッフ　大坪夏希
○ 進行管理　酒見直樹
○ デザイン　能登谷勇・坂本雅実・秋田毅英
下村敏志・株式会社アクア
○ カメラマン　関口宏紀
○ 広告　阿達勝則
○ 商品管理担当　仁田尾聡・栗田和子
○ 北海道支社　横尾ゆうこ・芦崎和航・三池杏佳
○ 東北支社　三浦達哉・大友香
○ 北信越支社　長谷川有二・若松直美・森田雅美
○ 中部支社　吉野直人・後藤香織・原正英
○ 関西支社　吉本泰峰・喜津木順子・西田朱美
谷田川惣
○ 九州支社　白水和俊・杉安尚子・上津原唯圭
中野美穂
○ 印刷　TOPPANクロレ株式会社

【URL】https:// www.jmp.co.jp
【Eメール】rest@jmp.co.jp

●掲載記事の無断転載を禁じます

From EDITORS

編・集・雑・記

●5月13日（月）のHRトークライブで「今、どのようなことにお悩みですか？」とアンケートをとったところ、非常にリアルなお困りの声をたくさんいただきました。そこで今号では、そのお声に応える特集を企画しました。それらの声の内容はさまざまですが、1つ共通していたのは、皆さんが管理栄養士という仕事に誇りをもっていること。少しでもその気持ちに応えていけるよう、私たち編集部はこれからも尽力し続けます。（S）

●HRトークライブで実施した悩みに関するアンケートでは、さまざまなお立場から切実な思いが寄せられました。今号では、かつて同じように悩み、葛藤されてきた廣瀬桂子さんに、ご自身の経験をもとに問題解決の糸口を示していただくとともに、メッセージをいただきました。今後も続いていくであろう管理栄養士としての道。それが、よりベストなかたちで拓かれていくことを願います。（O）

定期購読のご案内

ヘルスケア・レストランを毎月確実にお求めいただくには定期購読がおすすめです。
富士山マガジンサービスからお申込みください。

定期購読　選べる　2つのコース

■①年間購読コース　Fujisan.co.jp 雑誌のオンライン書店

年間12冊　定価15,840円（本体14,400円＋税10%　送料無料）
6冊　定価　7,920円（本体　7,200円＋税10%　送料無料）

■②月額払い購読コース

1冊　定価1,320円（本体1,200円＋税10%　送料無料）

■ お支払方法：各種クレジットカード・コンビニ決済・銀行ATM・ネットバンキング・Edy
■ お申込み方法：電話でのお申込み　0120-223-223
インターネットからのお申込み　https://fujisan.co.jp/pc/jmp

ヘルスケア・レストランの定期購読申込みページにはこの二次元コードからアクセスできます。

個人情報の取り扱いについて

①個人情報の利用目的について
読者の皆様からお預かりした個人情報は、以下の目的で利用させていただくことがあります。
・記事作成のための取材とアンケートの実施　・プレゼントコーナーなどでの賞品の発送　・希望者に対する掲載企業からの資料の送付

②個人情報の第三者への提供について
ご本人の承諾がないかぎり、登録された個人情報を第三者に開示することはいたしません。

[次号予告]
2024年9月号
令和6年8月20日
発行予定

定価　1,320円（本体1,200円＋税10%）
※内容は予告なく変更となる場合があります

特集　どこから取り組めばいい？
GLIM基準の導入

令和6年度診療報酬改定では、回復期リハビリテーション病棟入院料1の算定基準として、GLIM基準を使用することが義務化されるとともに、急性期病棟においても、栄養管理体制の基準としてGLIM基準を用いることが望ましいとされた。しかし、この導入にあたり、具体的にどう進めればいいか悩んでいる病院も多いのではないだろうか？　すでにGLIM基準を導入している病院の事例を紹介する。

（封筒の作り方）
キリトリ線で切り取り、折り線で折って、のりしろ ⓐⓑⓒ を合わせると、簡易封筒になります

のりしろ ⓐ

のりしろ ⓑ

のりしろ ⓒ

『ヘルスケア・レストラン』8月号　読者アンケートにご協力ください

●読者の皆様からのお便りを参考にした雑誌づくりを心がけています。こんな企画を組んではしい、こんな記事が読んでみたいなど、あなたのご意見・ご感想をお待ちしています。

Q.1 今月号の記事で面白かったもの、つまらなかったものをお書きください。

○面白かったもの　[　　　　　　　　　　　　　　　　]

○つまらなかったもの [　　　　　　　　　　　　　　　　]

Q.2 今月号のご感想をお書きください。

Q.3 今後「ヘルスケア・レストラン」にどのような内容の記事を掲載してほしいと思いますか？

Q.4 日常業務のなかで課題となっていることを教えてください。

匿名希望・ペンネーム（　　　　　　　　　　　）

ご協力ありがとうございました。

ご購入申込書

書籍名	部数	定価
みんなで創る栄養の未来、読者参加型実践マガジン 月刊「**ヘルスケア・レストラン**」 バックナンバー　　　年　　　月号	冊	1,320円 （税込） ※
日本における栄養社会史	冊	3,300円 （税込）
栄養士ダイアリー2024	冊	1,650円 （税込）
栄養管理プロセスを活用した **栄養指導実例集**	冊	2,750円 （税込）
改訂版 **熱中症、脱水症に役立つ経口補水療法ハンドブック**	冊	2,200円 （税込）
改訂版 **「脱水症」と「経口補水液」のすべてがわかる本**	冊	1,100円 （税込）
栄養経営エキスパート［別冊］ **摂食嚥下リハビリテーションと栄養ケア**	冊	2,200円 （税込）
栄養経営士テキスト［6巻セット］	セット	16,500円 （税込）

・上記金額には消費税10％が含まれます
※ 2023年10月号までは1,210円（税込）です

8月号　広告資料請求

下記の広告のなかで資料をご希望のものに
○印をご記入の上、ご投函ください。

掲載頁	広告主 （内容）	資料希望 （○印）
表2	㈱天柳	
P1	ニュートリー㈱	
P2	エイチエ	
P10	㈱まんま農場	
表4	日清オイリオグループ㈱	

■個人でのご購入は代金引換のみとなります。代金引換の場合、送料550円＋代金引換手数料330円＝一律880円を申し受けます
■法人で請求書でのお支払いの場合は送料一律550円を申し受けます
■購入金額が税込5,000円以上の場合も送料は無料です
■未刊・既刊商品を同時にご注文の場合は、別送となる場合があります
詳しくは下記までお問い合わせください
㈱日本医療企画 顧客データ・顧客サポート室
TEL 03-3553-2891　[2024.8]

お支払方法

法　人	□ 代金引換
	□ 請求書
個　人	□ 代金引換

価格は7月現在のものです

キリトリ線

折り線（やま折り）⑤

料金受取人払郵便

晴海局
承認

2250

差出有効期間
令和7年3月19日まで
切手はいりません

104 8781

748

東京都中央区八丁堀三丁目20番5号
S-GATE八丁堀

（株）日本医療企画

ヘルスケア・レストラン

編集部行

折り線（やま折り）③

折り線（やま折り）④

折り線（やま折り）②

ⓒ

ⓑ

2024.8

ⓐ

折り線（やま折り）①

フリガナ
お名前

年齢 歳

性別 男・女

ご住所 〒 ー

自宅
勤務先

お電話番号 （ ） 自宅 勤務先

FAX番号 （ ） 自宅 勤務先

E-mail： @

☐

勤務先・ご職業

キリトリ線

キリトリ線

お客様よりご回答いただいたお名前、お電話番号等の個人情報につきましては、本アンケートと編集記事作成のための取材・アンケート調査の実施、希望者に対する掲載企業からの資料送付のみに使用し、その目的以外の利用および無断での第三者への開示は一切いたしません。

今後、弊社からの新刊情報およびセミナー等のご案内（無料）をお送りしてもよろしいですか？ ☐希望する ☐希望しない

今後、ヘルスケア・レストラン編集部の企画でアンケート等を行う際、ご協力いただけますでしょうか？ ☐協力する ☐協力しない

今後、弊社「栄養・食事メールマガジン」をご希望の方は、チェックのうえアドレスをご記入ください。

第19回 管理栄養士のための

主催　株式会社日本医療企画九州支社
後援　日本栄養経営実践協会九州支部

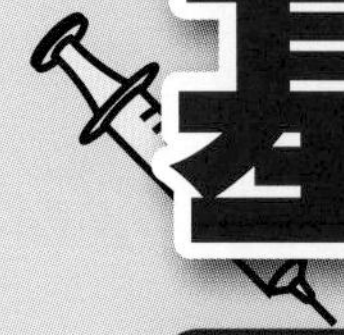

基礎医学講座

WEB配信同時開催！

～CKD&肝硬変編～

CKDと肝硬変の関係性とは？
基礎から最新知識までを１日でマスター！

当講座は、管理栄養士に必要な基礎医学を学び、他職種との連携を円滑にするための講座です。「今さら恥ずかしくて聞けない」「カンファレンスで話についていけない」という声にお応えし、一から勉強しなおしたいけど、どこから手をつけて良いのかわからない方、学び方がわからない方に最適な講座です。医師の立場からここだけは知っておいてほしい！というポイントを解説いただきます。

今回のテーマは『管理栄養士が知っておくべきCKD&肝硬変の知識』です。

高齢化が進むのにともない、年々増加しているCKD患者。透析をはじめる原因となった疾患(原疾患)は、約40%が糖尿病性腎症を原因としています。またそれに伴って肝硬変を合併する患者もおり、CKDや肝硬変について共に基礎から学ぶことで、それぞれの患者に適したより良い栄養管理を行うことができます。皆様からご要望が多かったテーマです。どうぞお誘いあわせの上、ご参加ください！

＼管理栄養士の皆さん、一緒に学びましょう！／

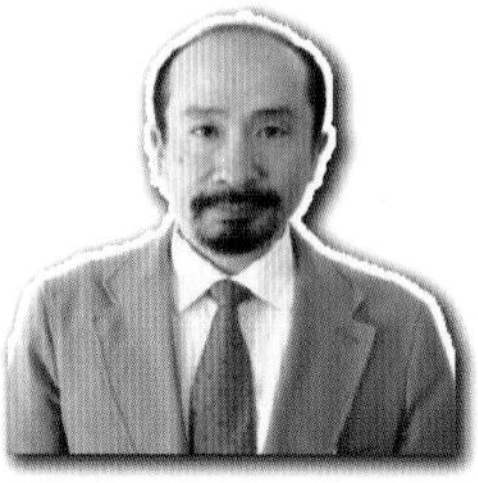

日時　2024年7月27日(土) 10:30～16:30

定員　40名（会場は8名まで。定員に達し次第締め切り）

会場　第三博多偕成ビル503（博多区博多駅南1-3-6）
※WEB視聴（リアルタイム配信）も同時開催

講師　三浦公志郎 氏
北九州宗像中央病院　医師（内科）、公認心理師
【所属学会】日本栄養改善学会、日本細菌学会、米国微生物学会、日本病態栄養学会

受講料（税込）　会員・定期*：7,000円／一般：8,000円
＊会員とは日本栄養経営実践協会会員を指します。
＊定期とは『ヘルスケア・レストラン』の定期購読者を指します

講義内容　※講義内容は変更となる場合がございます

- CKD、肝硬変の基礎知識
- CKD、肝硬変についての最新の医学的知識と栄養管理

その他、症例検討や質問タイムあり

参加お申し込みは →
下記の申込欄にご記入いただくか →
こちらのQRコードから！ →
メルマガの登録もできます →

▼FAX送付先：092-418-2821▼

『管理栄養士のための基礎医学講座』参加申込書		参加形式	□会場受講　□WEB参加
※該当する□にチェック	□日本栄養経営実践協会会員	□日本医療企画の雑誌定期購読者	□一般
フリガナ お名前		フリガナ 貴施設名	
ご住所	〒　　○印をお付けください（ご自宅・お勤め先）		
部署		役職	
TEL		日中連絡先（携帯電話）	
FAX		E-mail アドレス	

本申し込み書到着後、参加料振込先のご案内し、ご入金確認後に受講証をお送りいたします。
本申し込みによって取得した個人情報は、第三者への開示は一切行わず、セミナー主催者からのご案内等に限り利用させていただきます。

※メルマガ登録される方はこちらにチェック□

お問い合わせ：株式会社日本医療企画 九州支社　担当：中野　TEL 092-418-2828　E-mail：m-nakano@jmp.co.jp

病態を把握した適切な介入で管理栄養士の存在意義を果たす

疾患が複合的であり、一疾患の単純な栄養管理では対応が困難な場面に多く遭遇する小澤さん。主治医や他職種と相談、つど対応を試しながら目前の患者の病態に合った栄養管理を実践している。

医療法人社団筑波記念会
筑波記念病院／管理栄養士
小《お》澤《ざわ》亮《りょう》太《た》

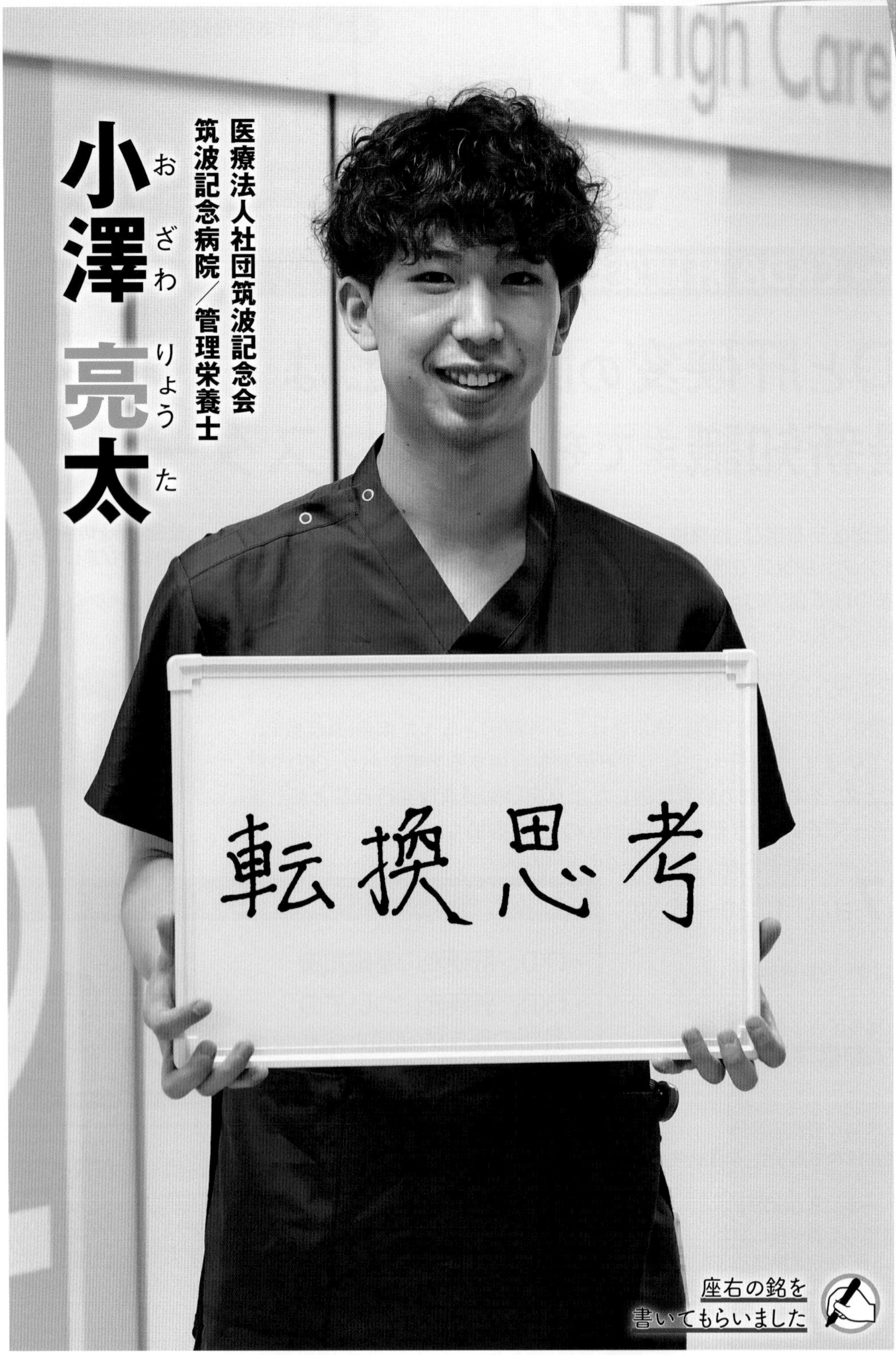

座右の銘を書いてもらいました

業務の効率化で病棟業務の時間を確保

高校まで部活動のバレーボールに打ち込み、将来はスポーツにかかわるような医療職になりたいと考えました。コメディカル養成校の情報を集めていくうちに目に留まったのが栄養学でした。栄養から選手をサポートする分野があることを知り、管理栄養士の道に進むことを決めました。

管理栄養士は働くフィールドが多岐にわたります。いずれどの分野に身を置こうとも臨床での経験は必要になるだろうと思い、さまざまな疾患を扱う総合病院に入職しました。入職して5年目の現在、HCUを担当しており、早期栄養介入管理加算の算定を念頭に置きながら、できるだけ早期に介入することを意識しています。スピード感のある病棟を担当する一方で、一部給食管理業務も担当。そ

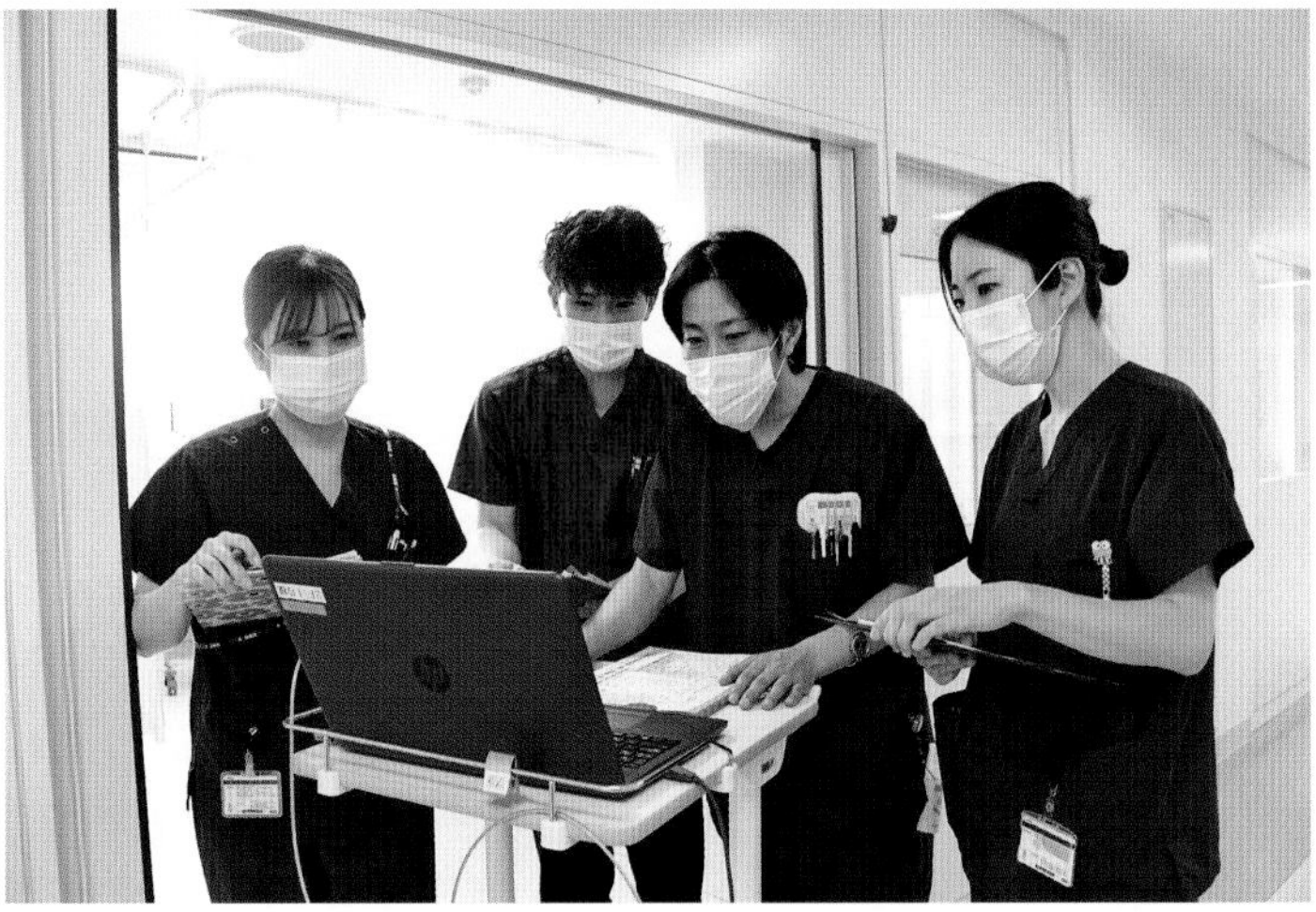

HCU病棟では、毎朝、他職種と申し送りをかねた情報共有の場を設けている

カンファレンスのあとに回診をしています。栄養や食事の面は意識して見ていますが、24時間ずっと病棟にいられるわけではありません。だからこそ、細やかな栄養管理を実現するためには、他職種からの情報提供が重要になります

ちらはルーチンな事務作業が主です。病棟業務では患者さんのところに行かなくては話になりませんし、栄養管理では他職種との連携も重要です。できるだけそちらに割く時間を捻出するため、事務作業では手書きから電子の管理に見直すなど、上司に確認しながら作業の効率化を図っています。

どんな場面でも経口摂取の可能性を探る

HCUの栄養管理を経験し、患者さんの食べていない期間をできるだけなくしたいと思うようになりました。不必要な絶食をなくすことはもちろん、固形物は食べられないにしろ、水や成分飲料水などを摂取してもらうよう促しています。また、HCUでは病態の複雑化が目立つほか明確にガイドラインが定まっていない部分もあるため、主治医や他職種と相談し合って栄養管理を実施。経過観察をして適宜見直すというスタイルで介入しています。

経口摂取が困難だった方に「食事が始まりますよ」と伝えると、目に見えて表情が明るくなり、それが重湯であっても、まるで特別な食事のような反応をされることがあります。臨床の場にいると、食事＝治療のイメージが強くなりますが、本来食事は楽しむもの。だからこそ、一見食べることが難しいと思えるような患者さんであっても、食事を楽しんでもらえる可能性を探らなければならないことを実感しました。

今でも印象に残っているのが、既往に肝不全と腎不全があり腹部大動脈瘤術後、コレステロール塞栓症を来たして腸管虚血を発症した患者さんです。小腸切除術を行い、空腸ストーマを造設。のちに空腸出血が認められたため残存する空腸も切除、盲端閉鎖となりTPNによる栄養管理をしていました。病態としてはかなり悪く、回復が見込めない状態。動くこともままならないものの、お話しはでき、やせていくご自身の身体を見て「栄養をつけたい」とおっしゃいました。患者さんの要望を受け、主治医からはアミノ酸の付加を相談されましたが、重篤な肝硬変ではアミノ酸バランスや血中アンモニアへの影響も看過できません。そこで、採血しながら徐々にアミノ酸の付加量を決定していきました。また、嚥下機能が維持できていたため、味を楽しむことを目的に口から食べてドレーンから排出してもらうことに。液体やアイスなど、口にできそうなものを言語聴覚士とともに探り、提供しました。

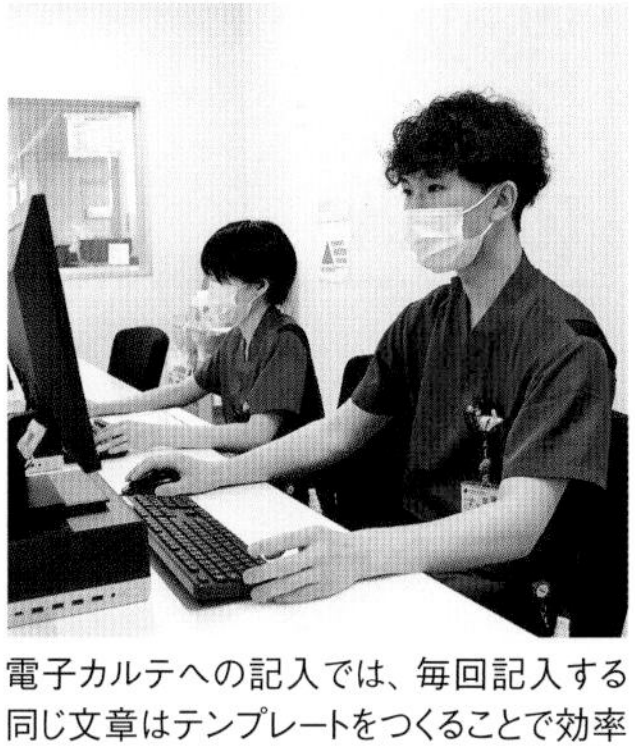

電子カルテへの記入では、毎回記入する同じ文章はテンプレートをつくることで効率化を図っているという小澤さん

動くことすら困難な患者さんは、できることが少ないのが実状です。この方も、当初は病態的に口から食べることは不可能かと思われました。しかし、実際には味を楽しんでもらうことができ、病態が安定したことも後押しとなり亡くなる前に一時的に自宅で過ごすことも叶ったのです。TPN管理をしながら口からの楽しみを見出すという、治療と楽しみの両方を支援できた患者さんでした。

管理栄養士として患者さんのそばにいるからには、不十分な栄養管理で患者さんに不利益を起こしてはいけないと考えています。得意分野を確立しつつ、苦手分野がないようにこれからも自己研鑽に励みたいですね。栄養面で患者さんをサポートするために、病態を理解し積極的な介入を続けたいです。

説していますが、腹部の前後の位置関係を学習するためには腹膜臓器、後腹膜臓器を知る必要があります(**図3**)。

肝臓、胆のうは後腹膜臓器には含まれませんが、胆管は膵臓内の膵管と合流し十二指腸下行脚に開放します。膵臓と十二指腸は後腹膜に位置しているため、膵臓や十二指腸などの障害で背中や腰の痛みなどが生じるのも納得ができます。これらを知っておくことで、入院後の経過がよくなっているか問診をする際の参考になります。具体的に言うと「腰の痛みはよくなりましたか？」と問診することで、膵炎などのモニタリングに役立てることができます。

また、図３左の赤で示している部分は腹部大動脈からお腹側に分岐している血管です。上から腹腔動脈、上腸管膜動脈、下腸管膜動脈です。図３右の赤で示している部分は上腸管膜動脈と十二指腸の位置関係を示しています。十二指腸水平脚は腹部大動脈と上腸管膜動脈の間を通って空腸に続きます。この位置関係は上腸管膜動脈症候群を理解するうえで重要な解剖学的知識になります。動画で後腹膜臓器の位置関係や血管を確認したい方はNutrition Laboratoryでも詳しく解説をしていますのでご視聴ください(**図4**)

肝臓の血管と血液の流れ

図１の青い四角で囲まれているところを見てください。肝臓以外の臓器は、その臓器を栄養する動脈、その臓器から心臓に血液を返す静脈がセットになっています。しかし、肝臓だけ、肝臓を栄養する肝動脈(図１青四角内の赤い血管)、腸管で吸収した栄養を肝臓へ運ぶ門脈(図１青四角内の青い血管)、肝臓から心臓へ血液を返す肝静脈の３つの血管が肝臓にあります。門脈は腸管膜静脈、脾静脈が合流した血管になります。血液の流れとしては腸管で吸収された栄養などは腸管膜静脈、門脈、肝臓に流れます。肝臓に流れてきた血液は下大静脈を通って心臓に流れていきます(**図5**)。

また、肝動脈と門脈の血流比は2〜3：7〜8と門脈の血流量が多くなっていますが、門脈は静脈血のため血圧が低いという特徴があります。この血液の流れと、血流量を理解しておくと病態理解に役立ちます。たとえば、心不全などで下大静脈の血液がうっ滞すると肝臓でも血液がうっ滞することになります。肝臓では血圧が低く血流量が多い門脈が肝臓に血液を送っているため、ほかの臓器に比べてより血液のうっ滞が強くなります。これにより生じた症状が肝うっ血と呼ばれる状態です。さらに、肝うっ血や肝硬変など肝臓に血液が送られない状態では門脈、腸管膜静脈で血液がうっ滞することになります。腸管膜静脈がうっ滞すると腸管がうっ滞することになり、この状態では腸管浮腫を起こすことになります。

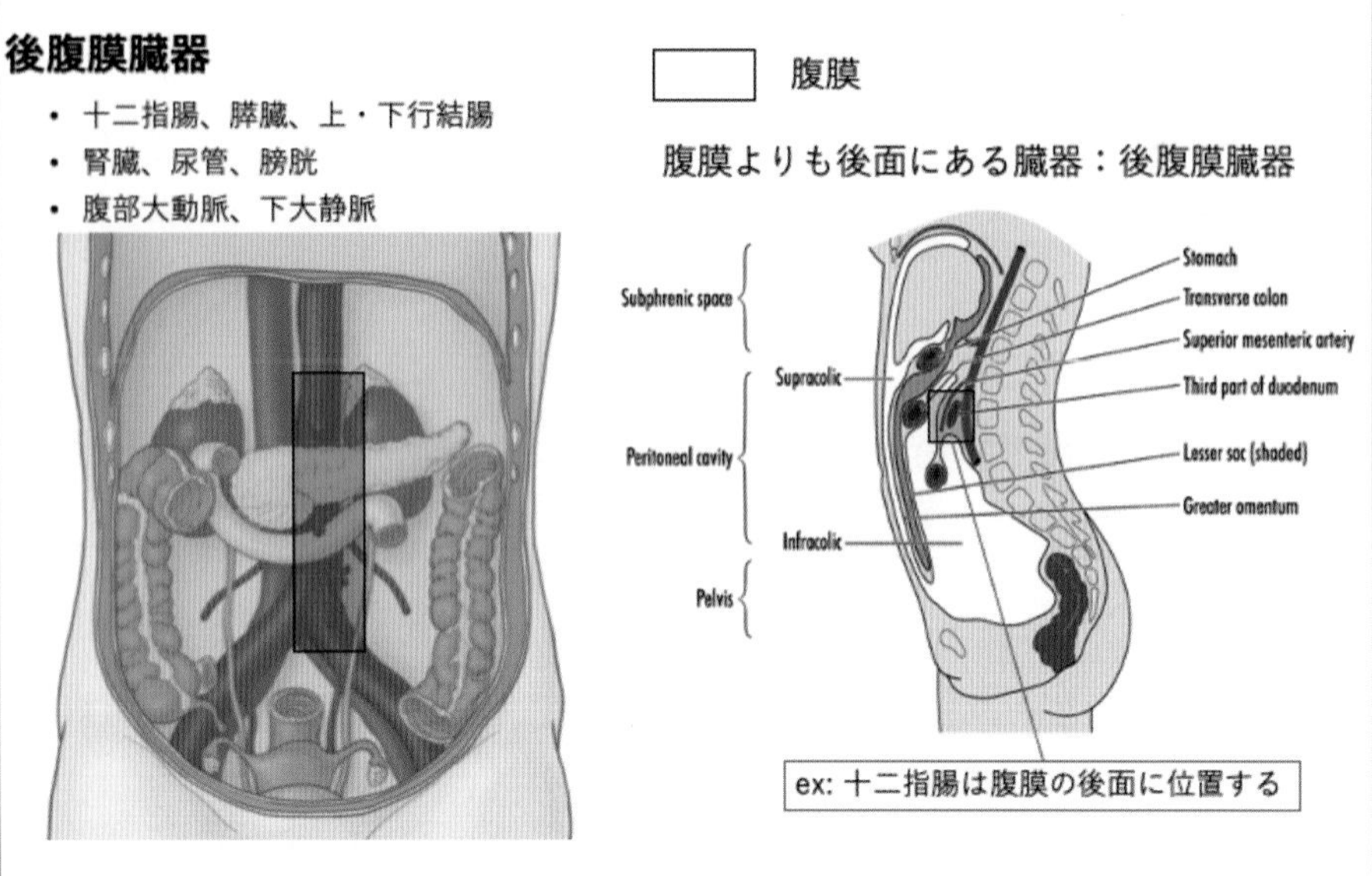

図3　後腹膜臓器

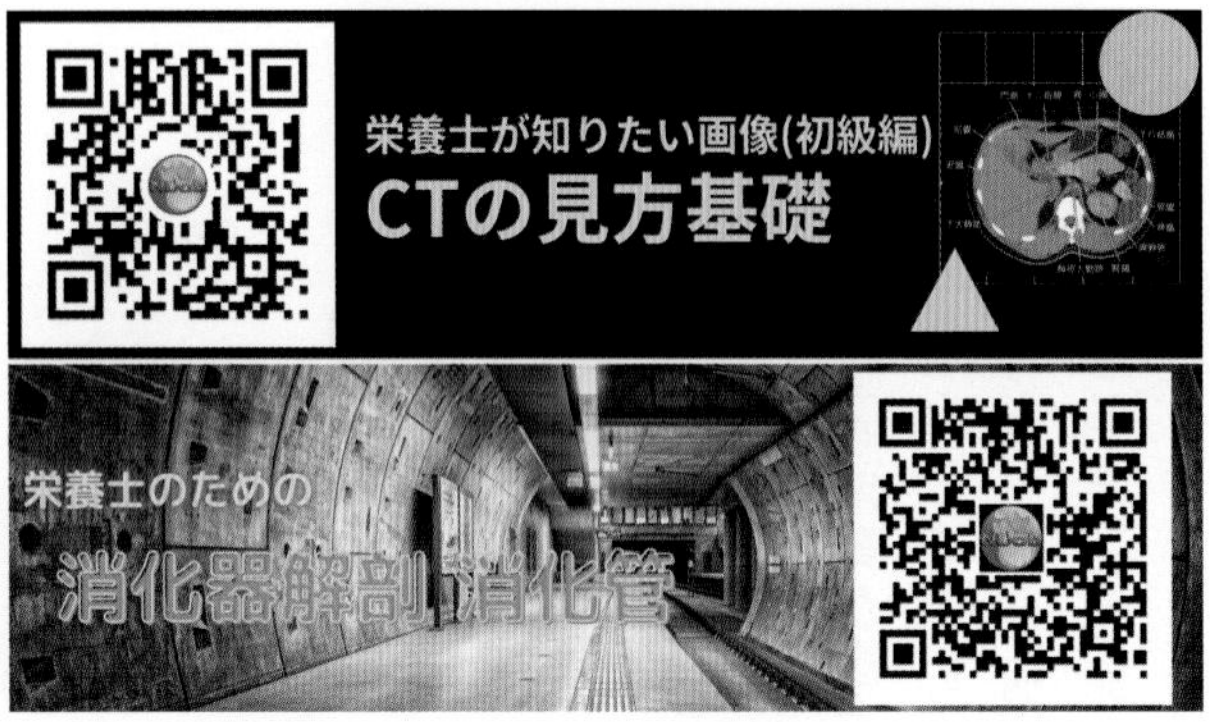

図4　Nutrition Laboratory 栄養士が知りたい画像(初級編)_CTの見方基礎、栄養士のための消化器解剖_消化管

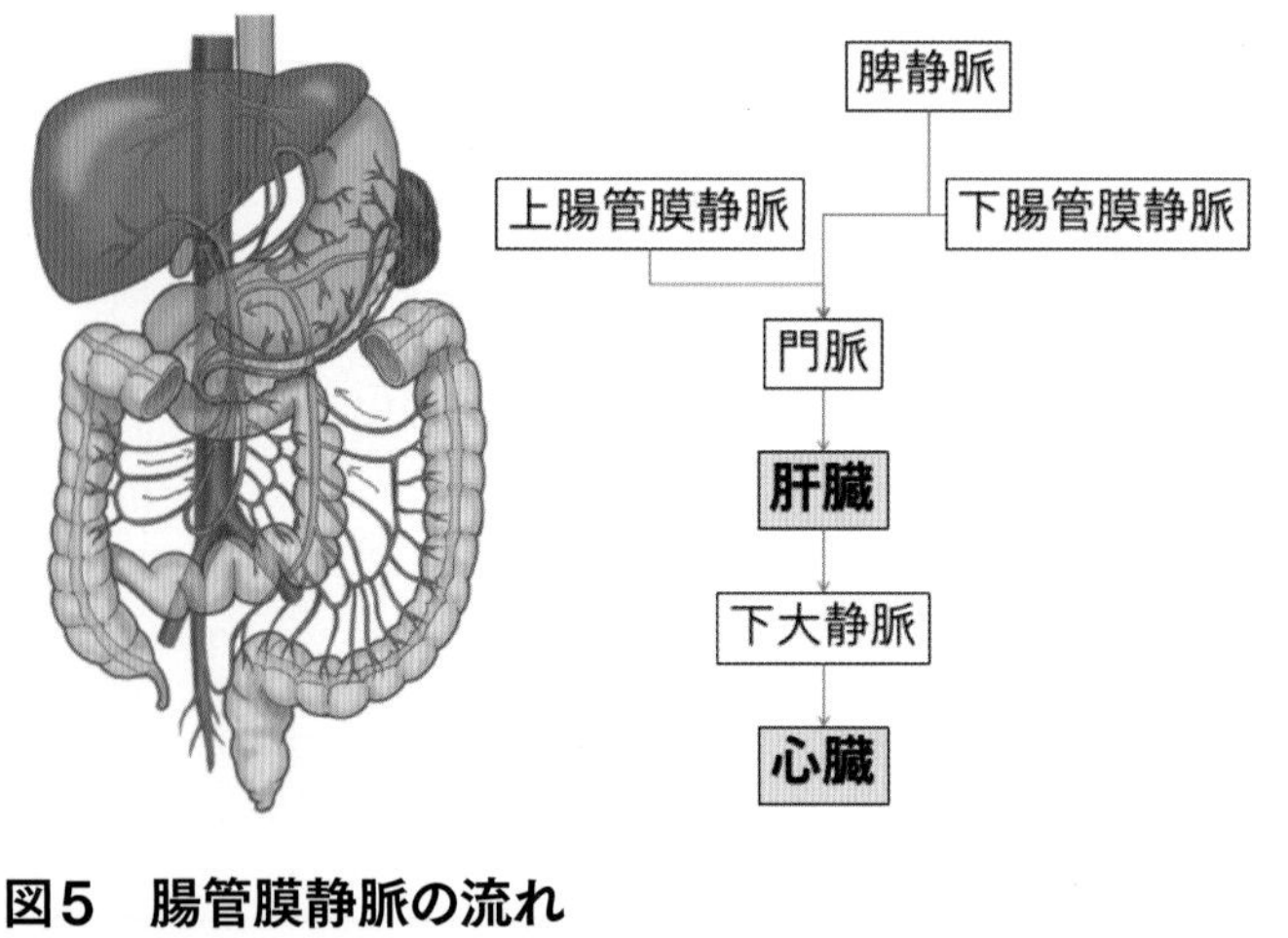

図5　腸管膜静脈の流れ

ヘルスケアレストラン × N.Lab

スキルを磨く！

管理栄養士のための解剖生理集中講座

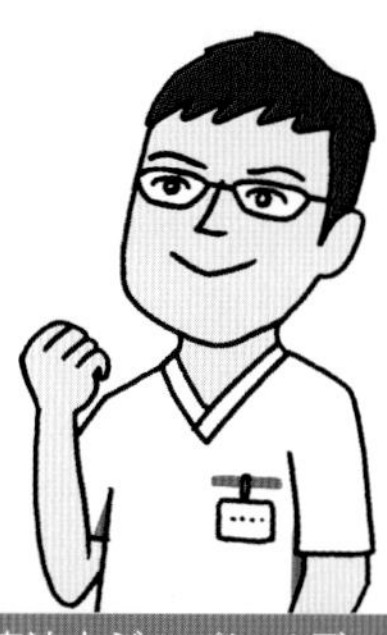

前号までは消化器のなかでも消化管について解説してきました。
今号からは肝臓、胆のう、膵臓について見ていきます。
消化、吸収にとって重要な臓器ですが苦手な方も多い肝胆膵領域です。
基本的な解剖生理から、しっかりと確認していきましょう。

社会医療法人ジャパンメディカル
アライアンス海老名総合病院
医療技術部 栄養科 科長／栄養経営士
齊藤大蔵（さいとう・だいぞう）

第6回 管理栄養士が知りたい消化器解剖生理＿肝胆膵①

肝臓、胆のう、膵臓のつながり

まずは肝臓、胆のう、膵臓の基本的な解剖から確認します（**図１**）。

肝臓は腹部上に位置し、横隔膜の下に広がる大きな臓器です（図１①）。胆のうは肝臓の下面に付随します（図１②）。膵臓は腹部中央にあり、胃のうしろに横たわり、十二指腸に接続しています（図１③）。

胆管の名称を覚えることも重要です。ポイントは、⑴胆管の場所と名称。⑵胆管と膵管が合流する位置と合流部の名称。⑶十二指腸の走行と胆管、膵管、膵臓の位置。これらを覚えるだけでも実際の臨床に活かすことができます。まずは、胆のう管（図１⑦）です。胆のう管は肝臓から出た胆管に枝分かれする形で胆のうと交通する管です。胆管と胆のう管は名称が似ていますが、今後紹介する病態把握や栄養サポートが異なりますので別の管として覚えましょう。次に肝臓内では肝臓で産生された胆汁が流れる肝内胆管（図１④）があります。左右の肝内胆管が合流し、胆のう管までを総肝管（図１⑤）、胆のう管からファーター乳頭までを総胆管（図１⑥）と言い、胆のう管を境に上と下で名称が異なります。最後に、総胆管は膵臓内で膵管（図１⑧）と合流し、ファーター乳頭（図１⑨）へ続きます。

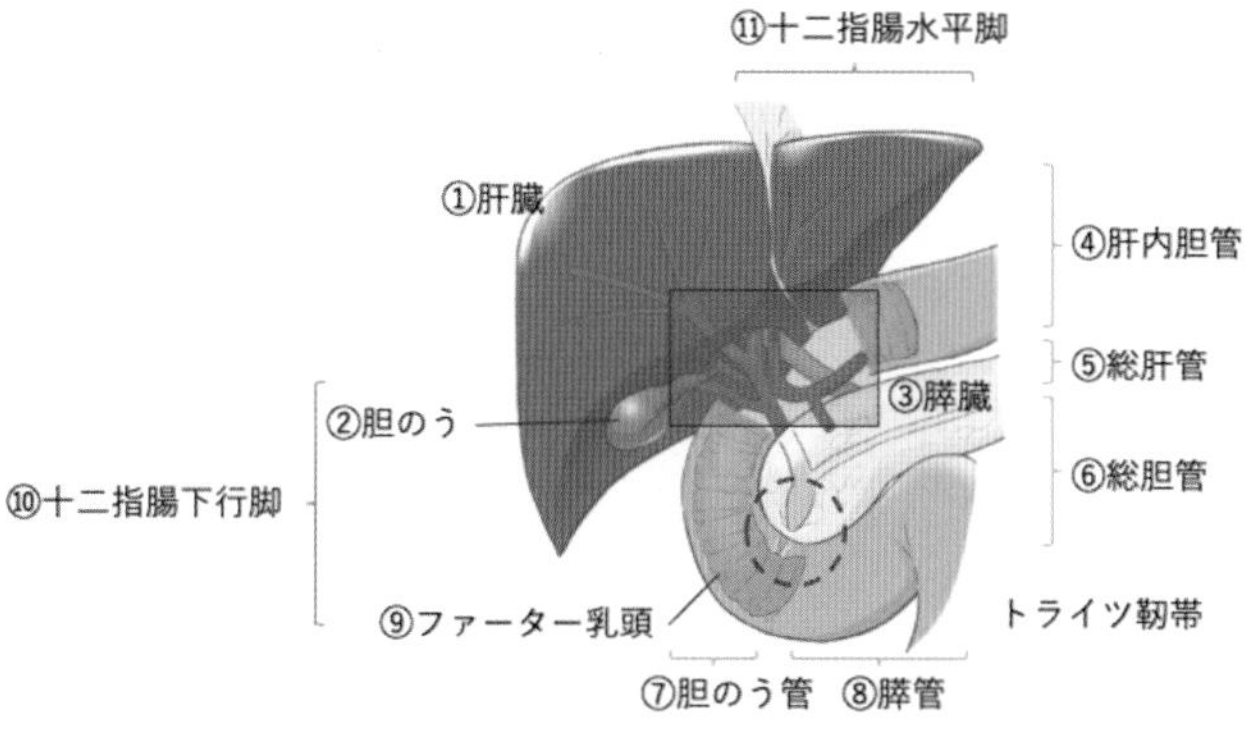

図１　肝胆膵領域の解剖

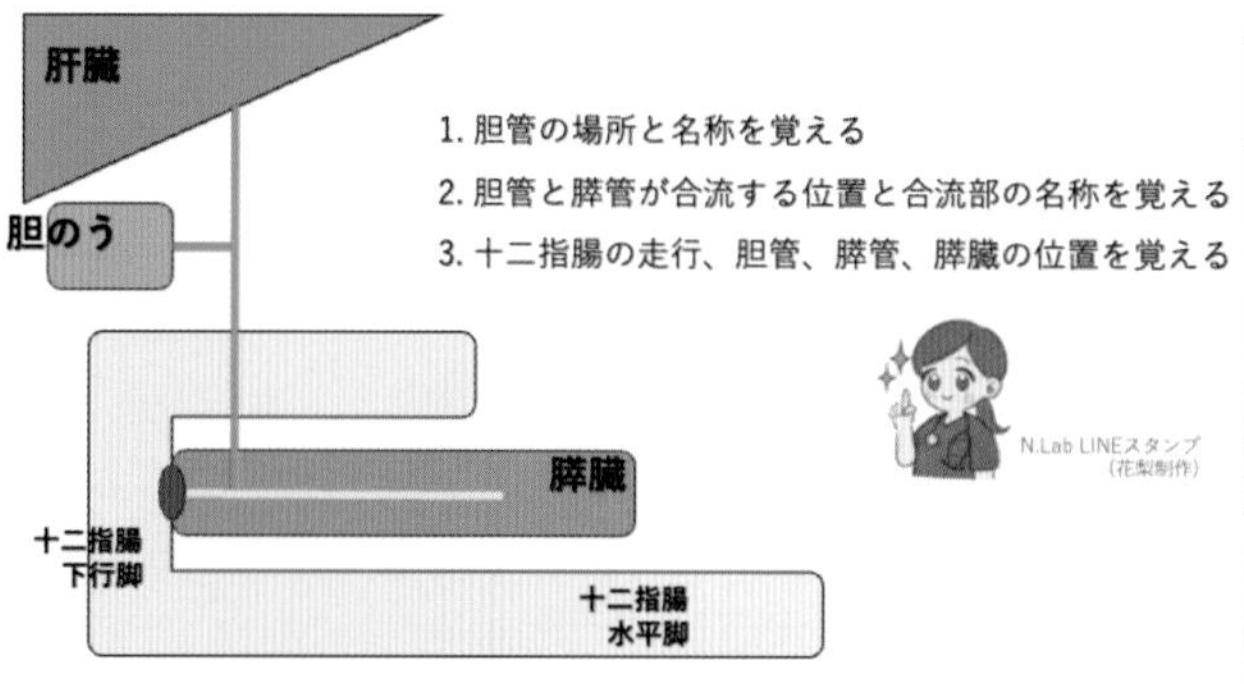

図２　消化管と肝胆膵のつながり

十二指腸は胃の出口である幽門部を過ぎたところから十二指腸球部、十二指腸下行脚（図１⑩）、十二指腸水平脚（図１⑪）、空腸となります。ファーター乳頭は十二指腸下行脚にあります。消化管と肝胆膵のつながりをしっかりとイメージすることは病態把握、栄養管理を実施していくうえで重要です。たとえば、結石で胆のう管を塞がれた時に生じるのは胆のう炎、総胆管が結石で塞がれた時に生じるのは胆管炎になります。これは治療も異なりますし、栄養管理で注意するポイントも変わってきます。

消化管とのつながりについて、模式的に示すと**図２**のとおり、大きな消化管に胆管、膵管が合流し、つながっているイメージです。

腹膜臓器、後腹膜臓器

先の項目では、よくある肝胆膵の上下左右の解剖について確認しました。ここからは、さらに一歩進んで前後の解剖についても確認します。「管理栄養士に必要な画像検査を見る前の事前学習」（本誌2022年10月号）でも解

Nutrition Care Management

病院・施設の栄養サポートおやつ
［第98回］

夏は食欲低下が起こりやすいうえ、
疲労感や倦怠感から室内で過ごすことも多く、体力低下につながりやすい。
そんな時期にも食べやすい、冷たくなめらかな舌触りのおやつを紹介する。

テーマ

カルシウムアップ

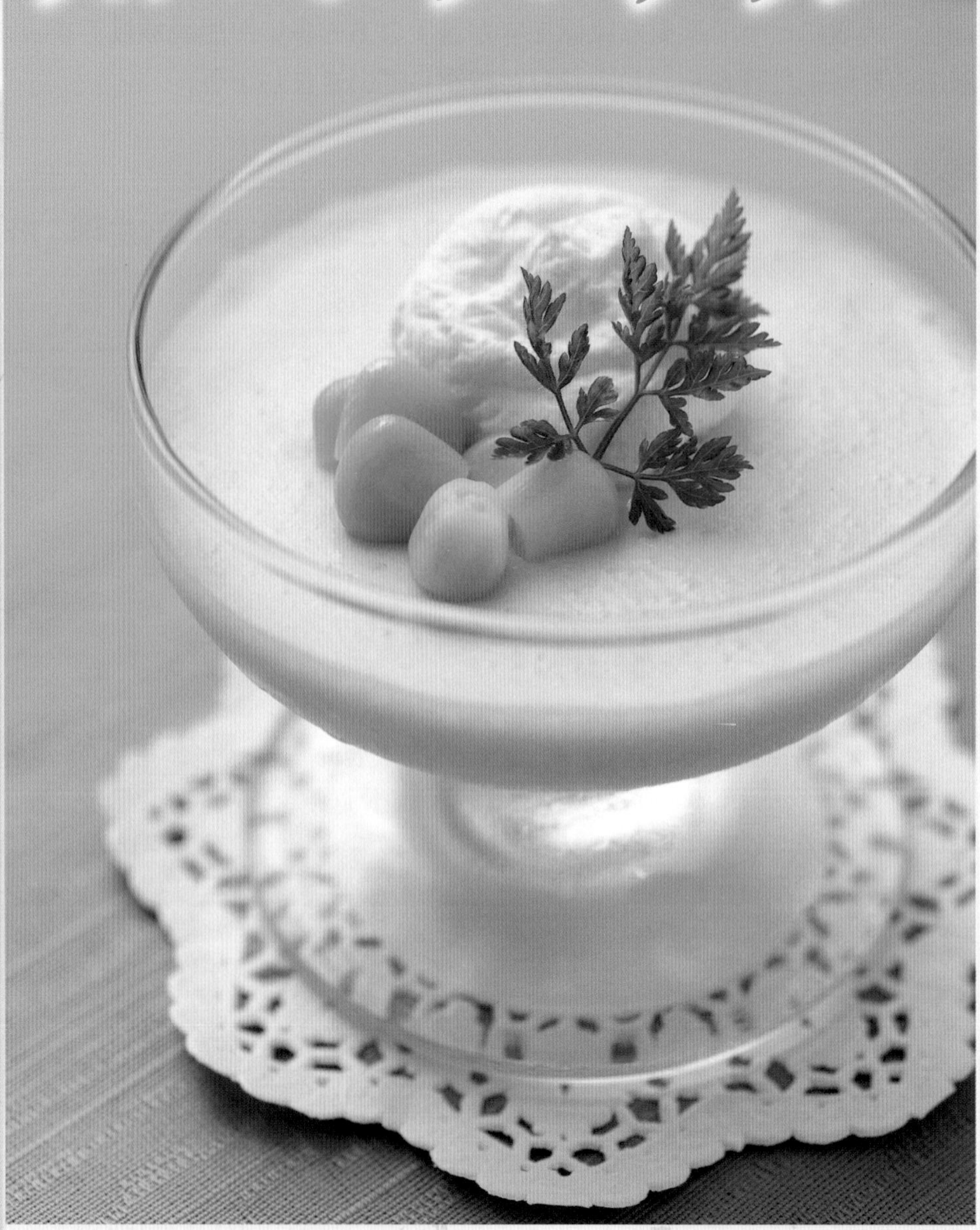

とうもろこしのブランマンジェ

材料と1人分の分量

コーンクリーム（缶）……28g
牛乳……6cc
砂糖……2.5g
スキムミルク……3g
水（a）……11cc
生クリーム……10g
ゼラチン……0.8g
水（b）……1.7cc
ホイップクリーム……適量
コーン（粒）……適宜
チャービル……適宜

1個当たりの栄養成分

エネルギー……96kcal
たんぱく質……3.2g
脂質……4.6g
炭水化物……42.04g
食塩相当量……0.3g
カルシウム……45mg

つくり方

①スキムミルクと水（a）、ゼラチンと水（b）はそれぞれ混ぜ合わせておく
②コーンクリーム、牛乳、砂糖、❶のスキムミルクを鍋に入れ、沸騰しない程度に混ぜ合わせながら温める
③❷をミキサーに流し入れ、しっかり攪拌させる
④生クリームを7分立てに泡立てる
⑤❸を濾して鍋に移し、ゼラチンが溶ける温度まで温める
⑥❺をボウルに移し、❶のゼラチンを加えて混ぜ溶かしたら、冷水に当てながら少しとろみが出るまで冷やす
⑦❻に❹をつど混ぜながら少しずつ加える
⑧容器に❼を流し入れ、冷蔵庫で3～4時間冷やし固める
⑨ホイップクリームとコーン（粒）を飾り、チャービルを添える

社会福祉法人 宏和会 特別養護老人ホーム
加須清輝苑（埼玉県加須市）

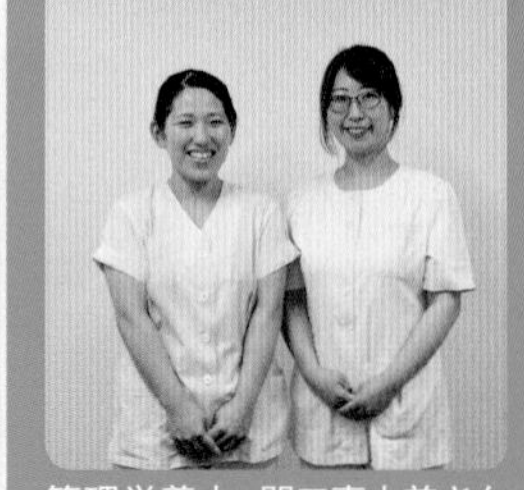

管理栄養士：関口真由美さん（右）
栄養士：斎藤友美さん（左）

とうもろこしのひんやりおやつ

当施設では、月に1～3回四季折々の食材を使った手づくりおやつを提供しています。夏は食欲が低下しやすい季節のため、旬のとうもろこしを使い、暑い時期にも食べやすい冷たくなめらかなブランマンジェをつくりました。

ビタミンB_1や食物繊維が豊富なとうもろこしは、血中コレステロールや血糖値の上昇を抑える働きがあるため、高血圧や糖尿病の方にも楽しんでいただける食材です。とうもろこしブランマンジェには、牛乳とスキムミルクを使用して、カルシウムもたっぷり補給していただけるおやつに仕上げました。

コーンクリームはミキサーで攪拌後に濾し、よりなめらかにしました。のどごしがよくなり、嚥下機能が低下した方も召し上がれます。

飾りにとうもろこしの粒を載せて季節感を演出。ひんやりとろっとした食感に、夏の暑さが吹き飛ぶおやつです。

～人を学ぶ　人に学ぶ　人と学ぶ～

宮澤塾

栄養の未来を語り合う新しい学びの場

宮澤靖氏は医療分野における管理栄養士の革命児であり、それまでの栄養価計算に明け暮れていた給食管理栄養士を一変させ、病棟における臨床栄養管理を主軸にその経過をもって病院経営に貢献し得ることを証明した栄養経営の第一人者です。

宮澤氏のこれまでの生き方や仕事への考え方にふれ、人間としての魅力を感じながら、自分自身を成長させていく場として、新たに「宮澤塾」を開設します。知識や技術を超えた、ここでしか得られない学びをぜひ体感してください。

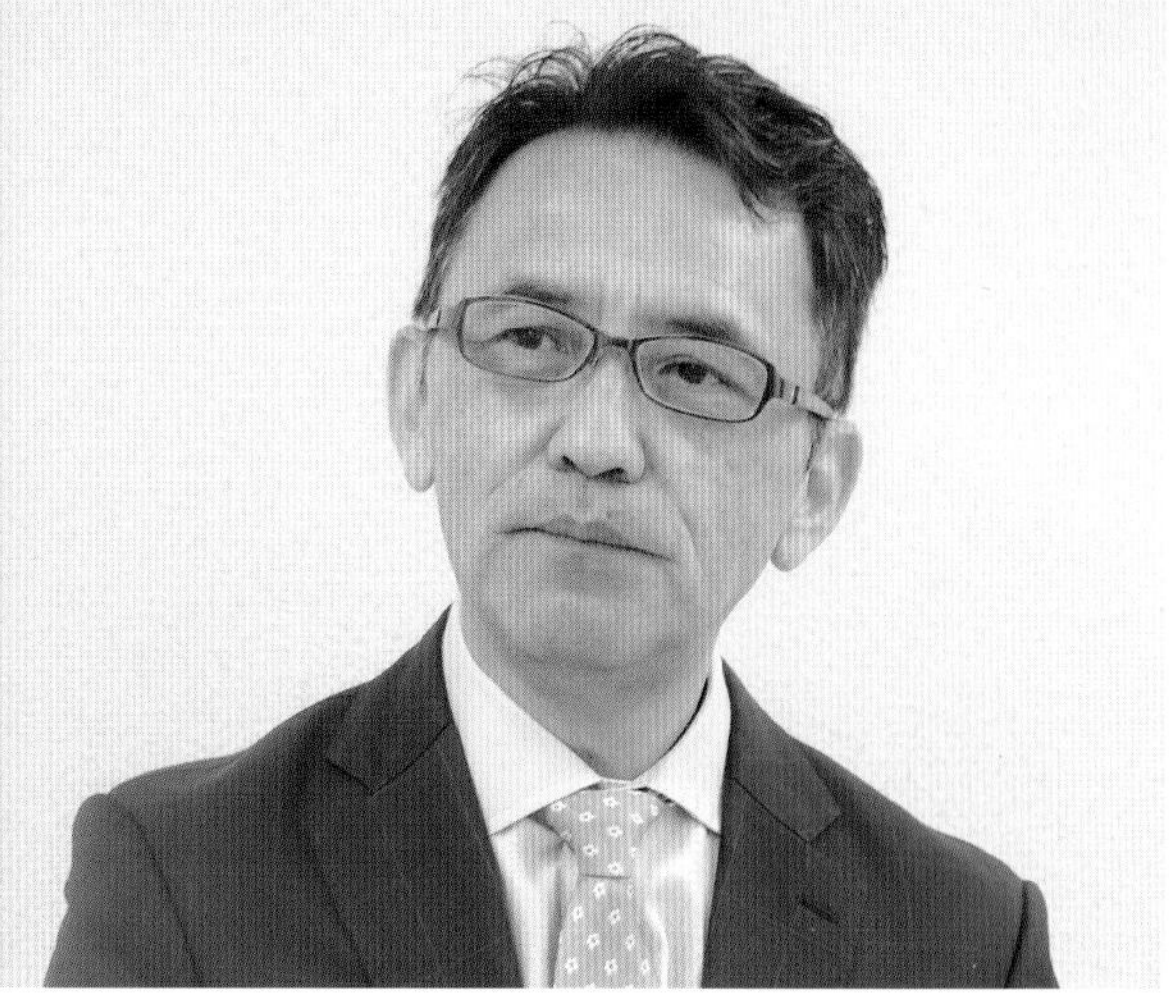

塾長　宮澤靖

みやざわ・やすし○1987 年北里大学保健衛生専門学院栄養科卒業。アメリカジョージア州アトランタのエモリー大学医学部栄養代謝サポートチームに留学し、94 年同大学 Crawford Long Hospital の栄養サポートレジデントに就任。帰国後、長野市民病院にて全科型 NST 設立。2002 年社会医療法人近森会入職、2019 年より現職。2014 年より一般社団法人日本栄養経営実践協会代表理事として後進の育成に当たっている。

宮澤塾長の貴重な体験談から直接学び、同じ志を持った仲間との交流を通して自分自身の成長と栄養の未来を描こう！

――結果へつなぐための実践的かつ新たな管理栄養士の価値の創造へ――

第1期開催中! 途中からの参加でも大丈夫! ご参加お待ちしてます!

こんな方にオススメ!!

- 管理栄養士としてのスキルだけでなく、人間として成長したいと考えている方
- 管理職として部下の育成に悩んでいる方
- 自分の知識、視野を広げたい方
- 語る力・伝える力を身につけたい方
- 自分自身の未来への羅針盤を探している方

【受講時間】1 回 120 分（全 6 回）　【時　間】18：00～20：00

【日　程】~~4 月 9 日(火)~~／~~5 月 9 日(木)~~／~~6 月 11 日(火)~~／~~7 月 9 日(火)~~／8 月 7 日(水)／9 月 4 日(水)

【形　式】講義＋事前に提示する課題についてのグループワーク　【定　員】12 名

【開催地】日本医療企画セミナールーム（中央区八丁堀 3-20-5 S-GATE 八丁堀 9 階）※原則対面にて実施

【参加費用】各回参加：10,000 円

詳細・お申し込みは→
こちらのQRコードから→
ホームページをご覧ください→

お問い合わせ：事務局（株式会社日本医療企画内）担当：安達　TEL 03-3553-2863

9784867293225
1923047012005
ISBN978-4-86729-322-5
C3047 ¥1200E

NISSHIN OilliO
"植物のチカラ®"

エネルギーアップの新定番
炊飯前添加
M《エム》炊《シー》飯《ハン》で作業効率アップ!
お粥・軟飯・ごはんにおすすめ!
炊く前に添加するだけ!
油っぽさを感じにくい!

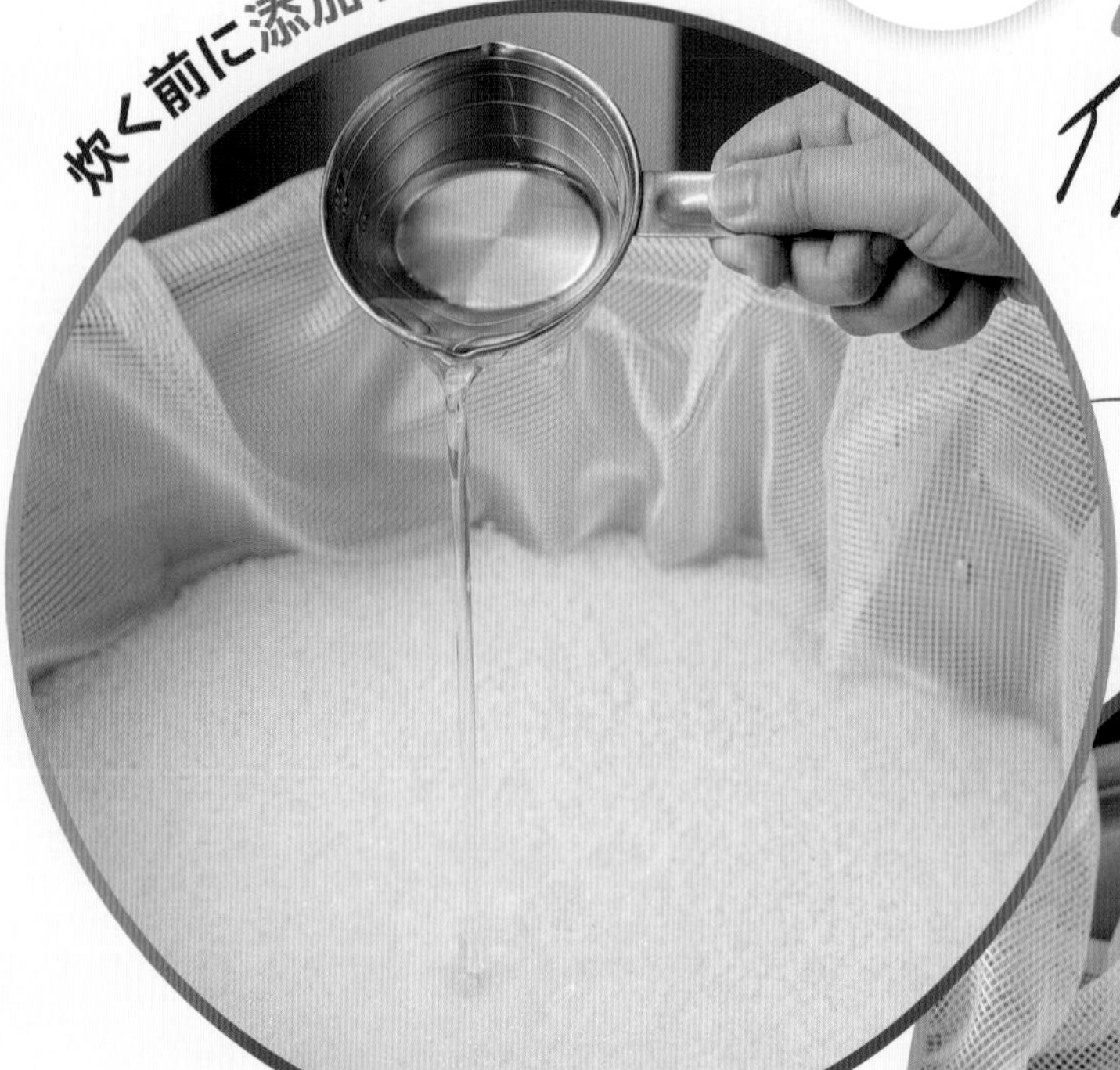

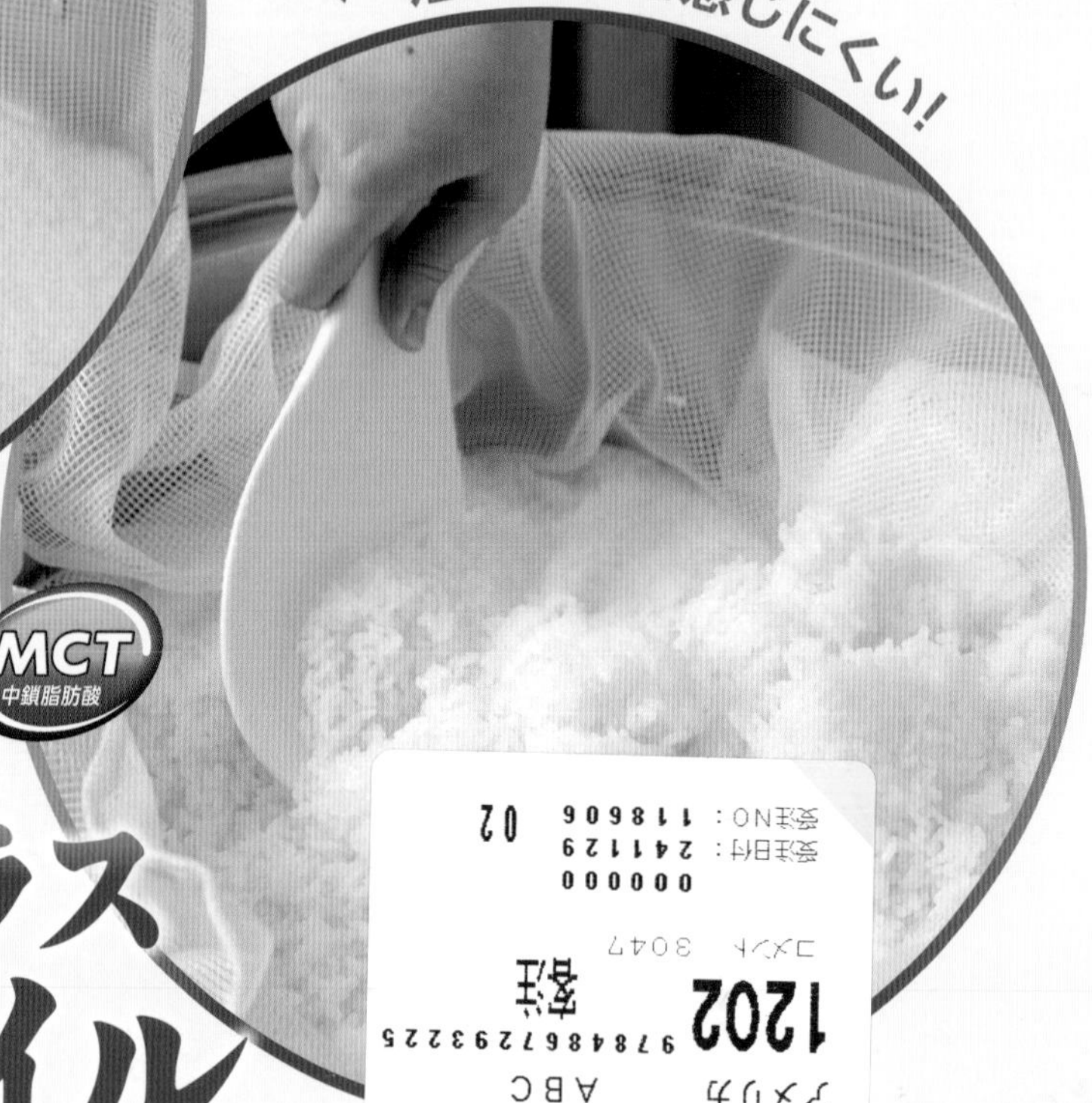

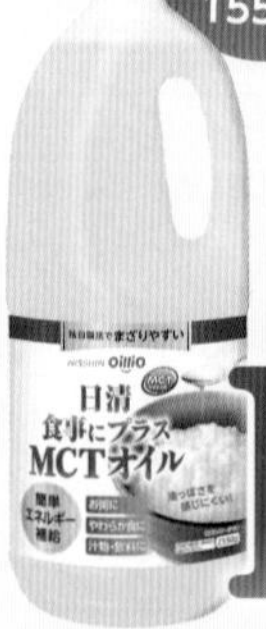

お得な大容量 1550g
日清
食事にプラス
MCTオイル
MCT 中鎖脂肪酸
特許出願中 いつもの食事に加えるだけで簡単にエネルギ
MCTオイルを炊飯前に添
簡単に、ごはんやお粥の
アップする炊飯方法です。
詳しくはこちら!
こんなお悩みありませんか?
調理を省力化したい
残食が多い
量を減らしたい
品質保証の国際規格 ISO9001 認証
日清オイリオグループ株式会社 〒104-8285 東京都中央区新川一丁目23番1号 お問い合わせ先 ☎ 03-3206-5452(ダイヤルイン)
●ホームページアドレス https://www.nisshin-oillio.com

122-01-3 ②
書店CD:187280 28
コメント 3047
1202 客注
9784867293225
受注日付:241129
受注NO:118606 02
C43350005654C